Die 14-Tage-Fitness-Diät

Erfolgreich schlank und fit

Die 14-Tage-Fitness-Diät

Erfolgreich schlank und fit

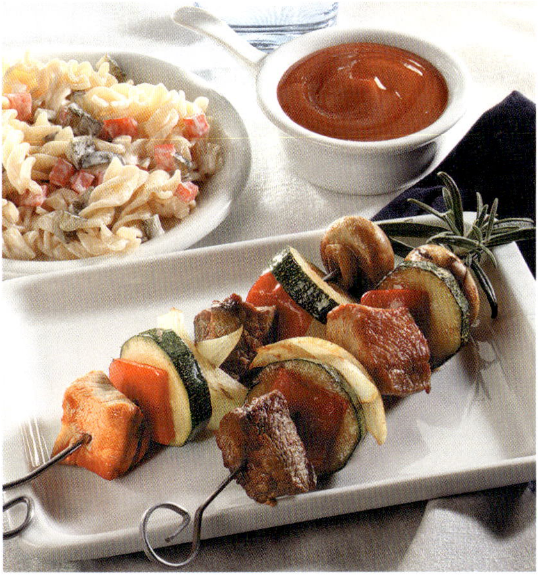

Emil-Hoffmann-Straße 1
D-50996 Köln
Rezepte: Dr. Petra Ambrosius
Fotos: TLC-Fotostudio
Coverfoto: Stockbyte, TLC-Fotostudio

Gesamtherstellung: Naumann & Göbel
Verlagsgesellschaft mbH, Köln

ISBN 978-3-625-11781-0

www.naumann-goebel.de

INHALT

VORWORT

Sie möchten sich und Ihrem Körper etwas Gutes tun, ein paar Pfündchen purzeln lassen und sich rundum fitter fühlen? Dieses Buch hilft Ihnen dabei, denn es begleitet Sie auf dem Weg zu Ihrem persönlichen Wohlfühlgewicht.

Im ersten Schritt hilft Ihnen ein genauer 14-Tage-Speiseplan bei der sanften Ernährungsumstellung. Schon nach wenigen Tagen werden Sie sich wohler fühlen und sehen, wie einfach es ist, ausgewogen und gesund zu essen ohne dabei hungern zu müssen. Alle Rezepte sind ernährungswissenschaftlich ausgewogen, kalorien- und fettarm, reich an Vitaminen und Mineralstoffen und entsprechen den heutigen Empfehlungen für eine gesunde Ernährung.

Für die Zeit nach der 14-Tage-Diät finden Sie im Anschluss weitere leckere Rezepte für abwechslungsreiche Hauptmahlzeiten. Damit haben Sie einen guten Grundstock für Ihren täglichen Speiseplan, auf den Sie immer wieder zurückgreifen können. Alle Rezepte sind einfach nachzukochen und eignen sich optimal für eine gesunde und kalorienarme Ernährung.

Das dritte Kapitel dieses Buches beschäftigt sich mit den Themen Essverhalten und körperliche Fitness. Jeder von uns hat seine ganz persönlichen Ess-Rituale und kulinarischen Vorlieben. Um sein Wunschgewicht langfristig halten zu können, ist auch hier ein Undenken nötig, z. B. beim Einkaufen, beim Essengehen und auch beim Kochen. Kleine Schritte zeigen hier große Wirkung. Wenn man weiß, wie man Heißhungerattacken vermeiden kann, wie einfach es ist, fettarm zu kochen, was man bei Süßhunger macht und wie man klassische Fettbomben entschärfen kann, dann fällt es nicht mehr schwer, sein neues Wohlfühlgewicht zu halten. Ergänzt wird das Ganze durch einfache Übungen für mehr körperliche Fitness.

Wir wünschen Ihnen viel Erfolg auf dem Weg zu Ihrem persönlichen Wohlfühlgewicht!

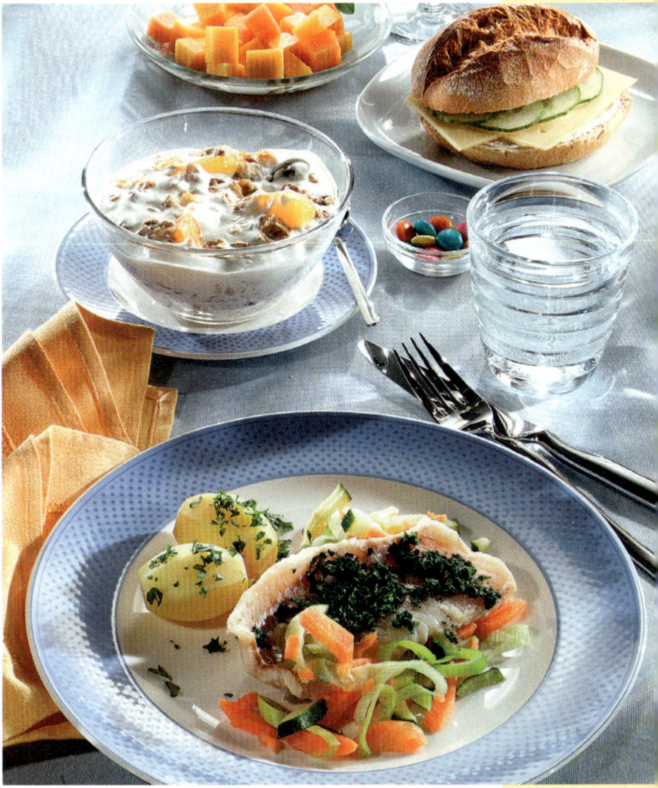

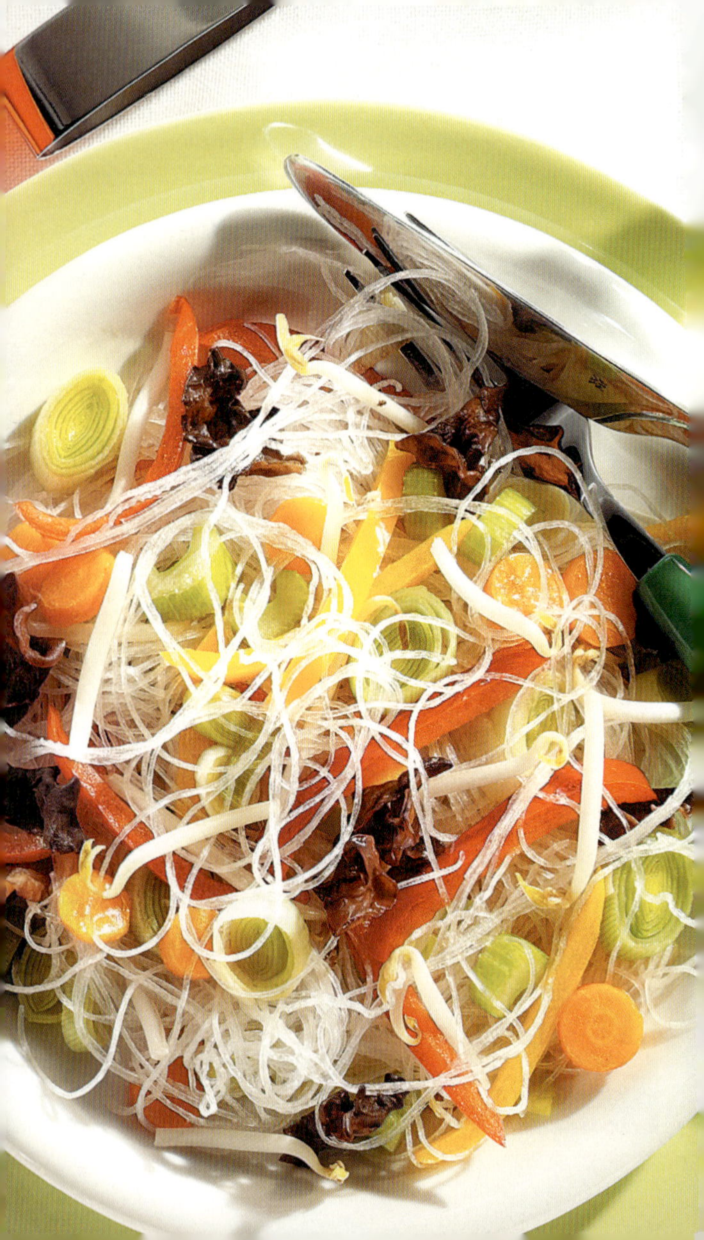

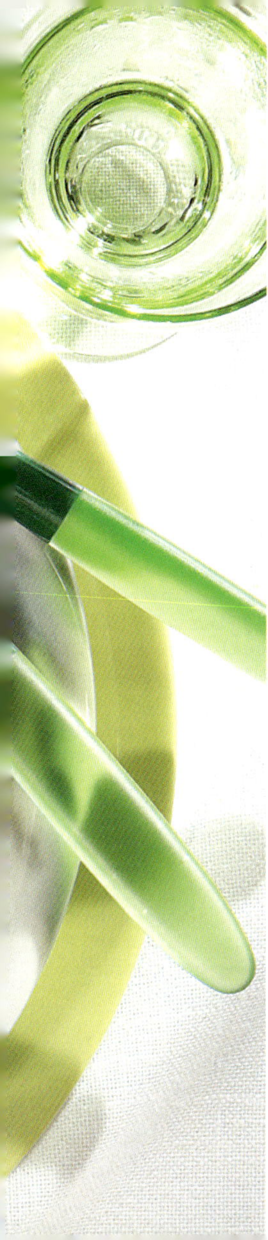

DIE 14-TAGE-FITNESS-DIÄT

Jetzt geht's los! In diesem Kapitel finden Sie alles, was Sie für die 14-Tage-Diät benötigen: Zunächst erläutern wir Ihnen die Grundlagen der Diät. Danach folgen übersichtliche Baukastenpläne für Frühstück, Zwischenmahlzeiten und Abendessen, mit denen Sie sich diese Mahlzeiten ganz individuell und täglich neu zusammenstellen können. Und anschließend erwarten Sie 14 leckere Rezeptvorschläge für abwechslungsreiche Hauptgerichte, die keine Wünsche offen lassen.

EINLEITUNG

Kampf den Kilos

Übergewicht gilt mittlerweile als Volkskrankheit. Jeder zweite Deutsche ist übergewichtig! Die Frage, wo die Grenze zwischen „ein paar Pfund zu viel" und wirklicher Fettleibigkeit (medizinisch Adipositas) liegt, lässt sich mithilfe einschlägiger Tests objektiv beantworten.

Eine einfache Faustformel, im 19. Jahrhundert vom französischen Arzt Paul Broca entwickelt (deshalb auch Broca-Formel), macht es möglich, das Normalgewicht des Körpers in etwa zu definieren: Körpergröße in cm minus 100. Bei einem Mann von 180 cm entspräche das Normalgewicht also 80 kg. Die moderne Medizin hat diese grobe Rechnung mittlerweile vielfach differenziert. Bei Frauen sollten demnach über diese Formel hinaus noch weitere 5 bis 10 % abgezogen werden. Das Normalgewicht einer 170 cm großen Frau ließe sich also wie folgt berechnen: 170 cm minus 100 = 70 kg minus 5–10 % (3,5 und 7,0). Es läge somit zwischen 66,5 und 63 kg. Die Broca'sche Formel versagt bei der Einstufung besonders großer bzw. besonders kleiner Menschen. Hier sollte das berechnete Normalgewicht um ca. 10 % reduziert bzw. erhöht werden.

Für eine weitaus genauere Berechnung steht der so genannte Body Mass Index, kurz BMI. Der BMI ist ein Maß für die Körperfülle. Der Index berechnet sich so:

$$\text{BMI} = \frac{\text{Körpergewicht in kg}}{\text{Körpergröße in m}^2}$$

Bei der Interpretation des BMI muss immer das Alter berücksichtigt werden. Die BMI-Werte sollten wie folgt aussehen:

Alter (Jahre)	BMI-Normalwert (kg/m^2)
19–24	19–24
25–34	20–25
35–44	21–26
45–54	22–27
55–64	23–28
> 64	24–29

Bis zum Alter von 45 Jahren sollte der BMI-Wert nicht über 25 liegen, da man ab diesem Bereich von Übergewicht sprechen müsste. Mit fortschreitendem Alter ist aber auch ein höherer BMI bis zu 27,5 vertretbar. Liegt der BMI-Wert über 30, handelt es sich um Adipositas und ein Abnehmen ist dringend erforderlich.

Nicht nur die Höhe des Übergewichtes – dargestellt an einem zu hohen BMI-Wert –, sondern auch die Verteilung der überschüssigen Fettdepots am Körper beeinflussen das Gesundheitsrisiko. Hierzu sollten Sie Folgendes wissen: Der größte Speicher in unserem Körper ist für das Fett angelegt. Danach folgt der Speicher für die Kohlenhydrate. Proteine werden hingegen täglich in der Menge verbraucht, in der sie aufgenommen werden. Der Energiegehalt dieser drei Hauptnährstoffe beträgt bei Kohlenhydraten und Eiweiß ca. 4 kcal/g, bei Fett ca. 9 kcal/g. Bei Beginn einer Diät werden zuerst die Kohlenhydratspeicher aufgebraucht. Durch das höhere Wasserbindungsvermögen der Kohlenhydrate kommt es zu einer starken Entwässerung des Körpers. Erst danach werden die Fettspeicher angegriffen.

Man unterscheidet zwei Fettverteilungstypen, die Apfel- und die Birnenform. Die Apfelform tritt hauptsächlich bei Männern auf. Typisch für diese Form ist die vermehrte Fettansammlung im Bauchbereich. Übergewichtige Personen mit Tendenz zu solcher Apfelform sind besonders anfällig für Bluthochdruck, erhöhte Cholesterinwerte und Arterienverkalkung. Das Infarktrisiko steigt. Ein durchaus positiver Aspekt der Apfelform ist die schnelle und relativ einfache Mobilisierung des Fettes, die eine raschere Gewichtsreduktion ermöglicht.

Die Birnenform ist vor allem ein weibliches Phänomen und zeigt sich an den typischen Problemzonen Bauch, Beine und Po durch vermehrte Fettanlagerung. Weibliche Fülle war von altersher ein Zeichen für Fruchtbarkeit – nicht zu Unrecht, schließlich besteht bei starkem Untergewicht auch die Gefahr der Unfruchtbarkeit.

So funktioniert die Diät

Was also nun tun, wenn die Waage zu weit ausschlägt und das Bild im Spiegel Ihrem prüfenden Blick nicht mehr standhält? Abnehmen und das Gewicht dauerhaft halten funktioniert nur dann, wenn Sie die Diätphase dazu nutzen, richtiges Essen und Trinken zu lernen. Hierbei hilft Ihnen dieses Buch.

Die Diät ist so aufgebaut, dass Sie jeden Tag 5 Mahlzeiten zu sich nehmen. Drei Hauptmahlzeiten (Frühstück, Mittagessen und Abendessen) und zwei Zwischenmahlzeiten.

Die Menge der Zutaten bei den aufgeführten Rezepten bezieht sich auf 1200 Kalorien – die empfohlene Energiemenge pro Tag für eine Frau, die abnehmen möchte. Ein Mann mit zu viel Gewicht sollte pro Tag nicht mehr als 1500 Kalorien zu sich nehmen.

Frühstück, Zwischenmahlzeiten und Abendessen stellen Sie sich individuell nach einem ausgeklügelten Bausteinsystem zusammen. Für das Mittagessen finden Sie für jeden der 14 Tage ein Rezept. Je nach persönlichem Tagesrhythmus können Sie die einzelnen Mahlzeiten untereinander austauschen. Sind Sie beispielsweise berufstätig und kommen erst am Abend dazu, sich eine warme Mahlzeit zuzubereiten, dann tauschen Sie Mittagessen (die warme Mahlzeit des Tages) und Abendessen einfach aus. Ist Ihnen am Morgen noch nicht nach einem Frühstück, dann beginnen Sie den Tag mit einer Zwischenmahlzeit und schieben das Frühstück nach hinten. Achten Sie aber stets drauf, dass zwischen zwei Hauptmahlzeiten immer eine Zwischenmahlzeit liegt und dass Sie alle 1 bis 2 Stunden etwas trinken.

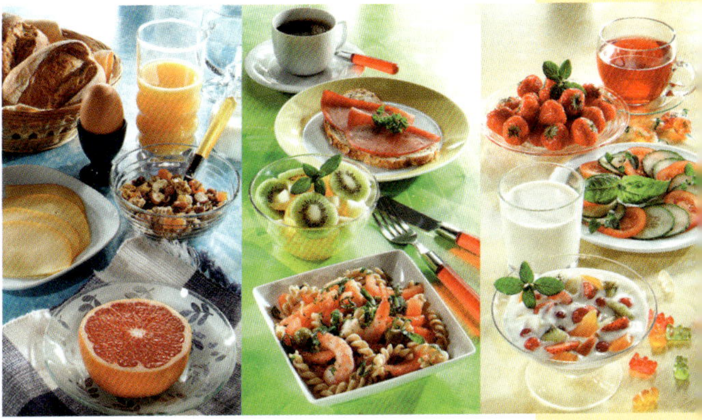

Das Bausteinsystem

Frühstück und Abendbrot setzen sich aus verschiedenen Lebensmittelkategorien (Bausteinen) zusammen, wovon drei bzw. vier Kategorien die nahrhaften Lebensmittel beinhalten, eine weitere Kategorie die Getränke. Achten Sie darauf, dass hierbei nur Mineralwasser, Früchte- und Kräutertee zu den Getränken gezählt werden. Kaffee und schwarzer Tee sollten auf 4 bis 5 Tassen pro Tag beschränkt werden.

Die Zwischenmahlzeiten bestehen aus nur zwei Lebensmittelkategorien (Bausteinen), eine weitere beinhaltet wieder die Getränke. Für das Zusammenstellen Ihrer Mahlzeiten ist es wichtig, dass Sie Ihre Lebensmittel aus allen Kategorien wählen. Sie können also nicht Lebensmittel aus einer Kategorie gänzlich weglassen, dafür umso mehr aus einer anderen Kategorie hinzufügen. Grund dafür ist die genaue Abstimmung der Nahrungsbausteine zwischen Kohlenhydraten, Eiweißen, Fetten sowie Mineralien und Spurenelementen innerhalb der Kategorien. Diese optimale Nährwertzusammenstellung ist die Grundlage für eine ausgewogene Ernährung.

Innerhalb der jeweiligen Kategorien können Sie sich je nach Belieben und Appetit Ihre Lebensmittel aussuchen. Beispiel: In der ersten Kategorie sind sowohl 150 g Fisch als auch 100 g Geflügel angegeben. Sie müssen sich nun nicht unbedingt zwischen Fisch oder Geflügel entscheiden. Wenn Sie z. B. nur die Hälfte an Fisch (75 g) nehmen, können Sie auch die Hälfte des Geflügels (50 g) essen.

Hier noch einmal alle wichtigen Punkte zur 14-Tage-Fitness-Diät:

- Essen Sie jeden Tag 3 Hauptmahlzeiten und 2 Zwischenmahlzeiten.
- Jede Mahlzeit ist nach Belieben austauschbar. Sie können selbst entscheiden, wann Sie welche Mahlzeit zu sich nehmen wollen.
- Zwischen zwei Hauptmahlzeiten muss immer eine Zwischenmahlzeit liegen.
- Trinken Sie alle 1 bis 2 Stunden etwas.
- Für das Zusammenstellen Ihrer Mahlzeiten ist es wichtig, dass Sie aus jeder Kategorie ein Lebensmittel wählen.
- Halten Sie sich genau an die vorgegebenen Gewichtsangaben der Rezepturen. So bekommen Sie das richtige Gefühl für die richtigen Portionsgrößen und der Abnehmerfolg ist Ihnen garantiert!

Kochen für die ganze Familie

Abnehmen ist immer dann schwierig, wenn um Sie herum trotzdem weiterhin normal gegessen wird. Genauso mühevoll ist es, für Ihre Familie, Ihre Kinder, Ihren Mann oder Ihre Frau zu kochen, wenn Sie selbst dabei auf das meiste verzichten müssen.

Diese Diät macht es möglich, die Rezepte für die ganze Familie zu kochen. Je nach Appetit und Hunger lassen sie sich einfach aufstocken. Sie müssen also nie Extraportionen zubereiten.

FRÜHSTÜCK

Ein gesundes und leckeres Frühstück sorgt für einen optimalen und fröhlichen Start in den Tag. Wer meint, mit einer Tasse Kaffee im Stehen den Vormittag abdecken zu können, vergisst, dass mit dieser Ernährungsgewohnheit die persönliche Leistungskurve stark beeinträchtigt wird. Der Körper muss an frühstücksfreien Tagen viel mehr Aufwand betreiben, um ein Höchstmaß an Produktivität zu erreichen.

Aus ernährungswissenschaftlicher Sicht sollte der Organismus bereits am Morgen ca. 25 % der Tageskalorien bekommen. Bei unserer 1200-Kalorien-Diät entspricht das einer Menge von 300 kcal, bei 1500 kcal sind es 375 kcal.

Wählen Sie aus den nachfolgend aufgeführten Kästen jeweils ein Lebensmittel und kombinieren Sie dieses mit jeweils einem anderen Lebensmittel der anderen Kästen. Durch das Bausteinsystem kommen nicht nur Müslifans zu einem optimalen Start in den Tag, auch Marmeladen- oder Wurstfreunde können zugreifen.

VORSCHLÄGE für 1 Portion:

1. Baustein:
1 ½ Roggenbrötchen (ca. 65 g)
1 ½ Scheiben Roggenbrot (ca. 65 g)
1 ½ Scheiben Vollkornbrot (ca. 65 g)
1 ½ Scheiben Grahambrot (ca. 70 g)
1 ½ Scheiben Mischbrot (ca. 65 g)
4 ½ Scheiben Knäckebrot (ca. 45 g)
2 Scheiben Vollkorntoast (ca. 65 g)
4 El Haferflocken (40 g)
35 g Müslimischung, trocken
30 g Cornflakes

2. Baustein:
35 g Schnittkäse (bis 30%)
45 g Weichkäse (bis 30%)
50 g körniger Frischkäse
1 Ei
50 g Geflügelwurst (Diätwurst)
30 g Schinken ohne Rand
200 ml Milch (1,5%)
200 g Joghurt (1,5%)
4 El Speisequark (10%)
250 ml Buttermilch
70 g Lachsschinken, gekochter Schinken, Corned beef
35 g Schinkenwurst, Bierwurst

3. Baustein:
300 g Tomaten oder Paprika
400 g Gurke (Gemüse- oder Salatgurke)
4 Tl Kakaopulver (20 g)
2 Tl Honig oder Marmelade (20 g)
300 ml Tomaten- oder Gemüsesaft
125 ml Orangen- oder Apfelsaft
25 g getrocknete Pflaumen, Pfirsiche, Feigen
1 El Rosinen (20 g)
150 g Obst (Kiwi, Pfirsich, Wassermelone, Apfel, Birne, Orange, Grapefruit etc.)
200 g Beeren (Himbeeren, Erdbeeren, Johannisbeeren)

Getränke:
Wasser, Tee, Kaffee (natürlich ohne Milch und Zucker) so viel Sie wollen

Beim Frühstück wird bereits festgelegt, wie sich Ihre Leistungskurve über den Tag hinweg verhält. Untersuchungen haben gezeigt, dass Menschen, die nicht frühstücken, im Vergleich zu frühstückenden Menschen eine niedrigere Leistung aufweisen und auch von mehr „Heißhungerattacken" geplagt werden.

Wenn es Ihnen schwer fällt, bereits am Morgen mit einer großen Mahlzeit zu beginnen, dann finden Sie bei dieser Diät für Ihre Bedürfnisse eine Alternative. Auch eine Tasse Kakao mit etwas Toastbrot ist besser, als ungefrühstückt in den Tag zu starten. Die Zeiten eines schnellen Kaffees im Stehen sollten während Ihrer Diät auf jeden Fall vorbei sein.

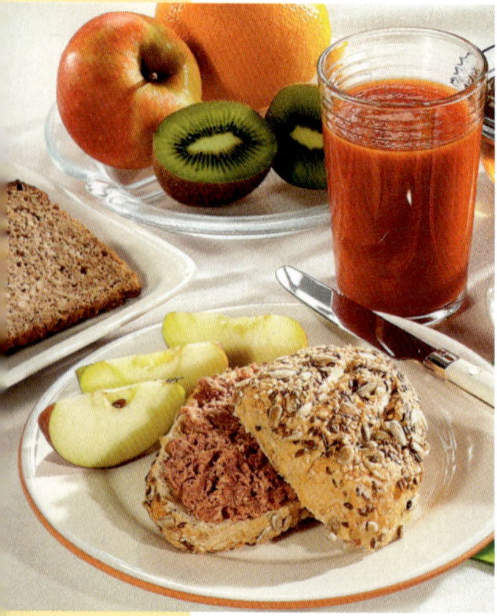

Sind Sie ein Morgenmuffel? Gehören Sie zu den Leuten, die morgens nicht aus dem Bett kommen, meist übel gelaunt, antriebslos und träge den Tag beginnen? Ihnen kann geholfen werden! Nehmen Sie sich Zeit für ein gesundes und abwechslungsreiches Frühstück, trinken Sie in Ruhe eine Tasse Kaffee oder Tee, und genießen Sie die Ruhe des Morgens. Öffnen Sie das Fenster und atmen Sie den Sauerstoff tief ein. Wiederholen Sie dies ca. zehnmal. Sie werden merken, der Tag beginnt gleich viel leichter. Leichte Gymnastikübungen helfen Ihnen außerdem, den Tag entspannt und bewusst zu beginnen und nicht schon am Morgen in Stress und Hektik zu verfallen.

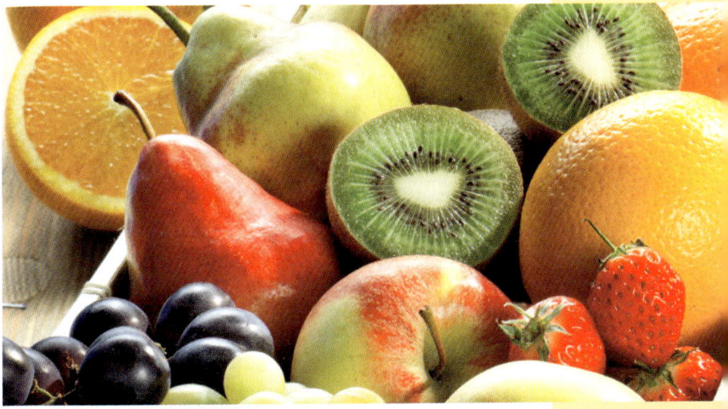

ZWISCHENMAHLZEITEN

Stellen Sie sich Ihre Zwischenmahlzeiten individuell zusammen. Einfach aus jedem Baustein eine Zutat auswählen und alles miteinander kombinieren.

Zwischenmahlzeiten verhindern, dass Sie im Laufe des Tages Heißhunger entwickeln und sich ungeniert auf die nächste Mahlzeit stürzen. Lassen Sie deshalb die kleinen Snacks nicht aus, und vergessen Sie sie vor allem nicht, wenn Sie unterwegs sind. Denn ist der Hunger einmal da, ist es ein Leichtes, Sie mit fettigen Angeboten aus der Imbissbude oder mit anderen kalorienreichen Snacks zu verführen. Ein abgepackter Fruchtsaft oder ein Stückchen Käse mit Vollkornbrot können solche Zwischenfälle verhindern.

Bei dieser Diät können Sie selbst entscheiden, wann Sie eine Zwischenmahlzeit zu sich nehmen möchten. In jedem Fall sollten Sie zwei Zwischenmahlzeiten pro Tag einplanen. Außerdem sollten Sie darauf achten, dass zwischen zwei Hauptmahlzeiten immer eine Zwischenmahlzeit liegt.

VORSCHLÄGE für 1 Portion:

1. Baustein:
300 g Tomaten, Paprikaschoten
400 g Gurke (Gemüse- oder Salatgurke)
300 ml Tomatensaft, Gemüsesaft
150 g Obst (Kiwi, Wassermelone, Orange, Pfirsich, Nektarine, Aprikosen, Grapefruit etc.)
200 g Himbeeren, Erdbeeren, Johannisbeeren
2 Scheiben Knäckebrot (ca. 20 g)
½ Scheibe Roggenbrot, Roggenbrötchen (ca. 25 g)
4 Tl Kakaopulver (20 g)
2 Tl Honig (20 g)
2 Tl Marmelade (20 g)
2 Stck. Schokolade (12 g)
10 Schokolinsen (15 g)
8 Gummibärchen (16 g)
2 Vollkornkekse (10 g)

2. Baustein:
25 g Schnittkäse (bis 30 %)
30 g Weichkäse (Camembert, Schmelzkäse etc., bis 30 %)
20 g Doppelrahmfrischkäse (60 %)
150 ml Milch (1,5 %)
150 g Joghurt (1,5 %)
100 g Magermilchjoghurt mit Früchten
175 ml Buttermilch
85 g Magerquark

Getränke:
Kaffee, Tee mit Süßstoff, Mineralwasser so viel Sie wollen

ABENDESSEN

Das Abendessen gehört zu den wichtigsten Mahlzeiten des Tages. Wer darauf verzichtet, dem entgehen nicht nur wichtige Nährstoffe, sondern auch wertvolle Momente der Ruhe und Entspannung am Ende eines anstrengenden Tages. Hartnäckig hält sich das Gerücht, abends nichts essen zu dürfen, um so das Kalorienkonto zu reduzieren. Manche meinen also, gegen 17 Uhr die letzte Mahlzeit zu sich nehmen zu müssen. Das stimmt so nicht!

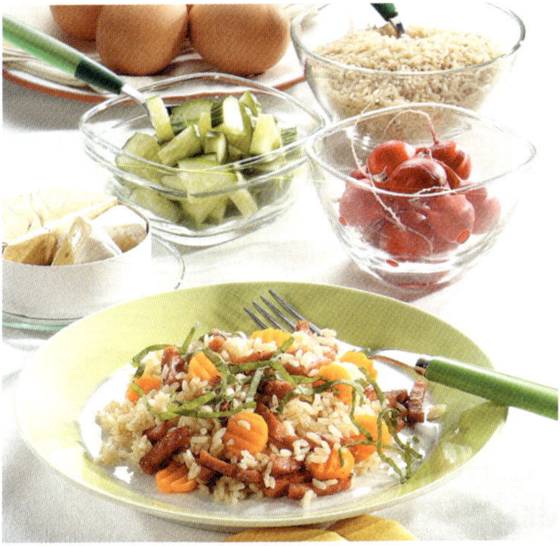

Der Körper braucht die regelmäßige Nahrungszufuhr. Wer regelmäßig isst, d.h. alle 2 bis 3 Stunden eine Mahlzeit zu sich nimmt, der darf auch abends noch zugreifen. Wer Fette, Eiweiße und Kohlenhydrate in der richtigen Menge kombiniert, der muss keine Angst vor unerwünschter Gewichtszunahme haben.

Entscheiden Sie sich ganz individuell, worauf Sie Appetit haben. Je nachdem, wie viel Zeit Ihnen zur Verfügung steht, wählen Sie abends zwischen einer kalten oder einer warmen Mahlzeit. Ganz wichtig vor allem für Berufstätige: Sie können das Abendessen mit der warmen Mahlzeit austauschen. So bleiben Sie auf jeden Fall flexibel, und die Diät behindert Sie nicht in Ihrem Lebens- und Arbeitsrhythmus.

Stellen Sie sich Ihr eigenes Abendessen zusammen. Wählen Sie dazu aus jedem Baustein ein Lebensmittel, und kombinieren Sie die einzelnen Komponenten miteinander.

Hier einige Beispiele:

- Brotmahlzeit aus 1½ Scheiben Brot, 1 TL Butter oder Margarine und 35 g fettarmer Wurst, dazu 100 g Obst
- 250 g Blattsalat mit 60 g Lachsschinken und einer Vinaigrette aus 1 Tl Öl und etwas Essig, dazu 1 Roggenbrötchen
- Nudelsalat aus 45 g Nudeln (Rohgewicht), 30 g Bierwurst, 50 g Mais und Erbsen und einem Dressing aus 2 El saurer Sahne und etwas Zitronensaft.

VORSCHLÄGE für 1 Portion:

1. Baustein:

1 ½ Scheiben Vollkornbrot,
Grahambrot, Mischbrot,
Roggenbrötchen (ca. 65 g)
45 g Naturreis (Rohgewicht) oder Parboiled Reis (Rohgewicht)
45 g Vollkornnudeln (Rohgewicht)
45 g Getreide
200 g Kartoffeln

2. Baustein:
35 g fettarme Wurst (Geflügelwurst/Diätwurst)
60 g Tatar, Lachsschinken
50 g Kasseler Wurst/Corned beef
30 g Schinkenwurst, Bierwurst
30 g Schnittkäse (bis 30 %)
35 g Weichkäse (Camembert, Schmelzkäse etc., bis 45 %)
50 g Harzer Käse
100 g Magerquark
150 g Joghurt (1,5 %)
1 Ei
50 g magerer Räucherfisch (Seelachs, Flunder, Schellfisch etc.)
85 g Krabben
1 Wiener Würstchen (ca. 35 g)

3. Baustein:
100 g Obst (Kiwi, Orange, Wassermelone, Pfirsich, Grapefruit, Mandarine, Apfel etc.)
20 g grüne Oliven
50 g Mais, grüne Erbsen (frisch)
125 g Gemüse
200 g Mangold, Chicorée, Chinakohl, Salatgurke, Radieschen, Rettich, Spinat
250 g Kopfsalat, Feldsalat, Endiviensalat, Eisbergsalat

4. Baustein:
1 Tl Butter, Margarine (5 g)
1 Tl Öl (5 g)
2 El saure Sahne (10 %)
1 El süße Sahne (15 g)
100 g Joghurt (1,5 %)
1 El Schmand (1,5 %)

Getränke:
Kaffee, Tee mit Süßstoff und etwas Milch so viel Sie wollen

Sitzen Sie den ganzen Tag im Büro oder sind Sie tagsüber vollkommen eingespannt, bietet es sich an, unsere Vorschläge fürs Abendessen als Snack am Mittag zu verstehen und die warmen Mahlzeiten auf abends zu legen. Für den Snack im Büro oder unterwegs bedarf es natürlich guter und vorausschauender Vorbereitung. Kaufen Sie am besten auf Vorrat, und richten Sie sich die Mahlzeiten schon am Abend vorher an.

Ein kleiner Salat ist für Berufstätige immer zu empfehlen. Und damit die Zubereitung einfacher wird, können Sie sich Salatdressings auf Vorrat herstellen und diese im Kühlschrank frisch halten. Für ein Salatdressing benötigen Sie pro Mahlzeit entweder ca. ½ Tl Öl, 1 El saure Sahne, 50 g Joghurt oder ½ El Sahne und etwas Zitronensaft oder Essig nach Geschmack. Salz, Pfeffer und Kräuter geben Sie nach Belieben hinzu. Nehmen Sie die frischen Salatzutaten und das Dressing immer getrennt verpackt mit auf die Arbeit, und mischen Sie beides erst kurz vor dem Essen. So bleibt alles knackig frisch.

Wenn Sie die Salatsauce mit etwas Gemüsebrühe aufgießen, kann Ihr Salat mehr Flüssigkeit aufsaugen und wird damit sehr aromatisch. Mit dieser Methode können Sie sich herzhafte Kartoffel-, Nudel- oder Reissalate zubereiten.

Für Eilige und alle die, die in der Küche gerne effizient und praktisch vorgehen, bietet sich unsere Diät auch als raffinierte Resteverwertung vom Mittag an. Normalerweise sind alle Portionen so genau abgemessen, dass nichts übrig bleibt. Ohne Probleme können Sie aber etwas mehr kochen und somit schnell und unkompliziert aus dem Zuviel vom Mittagessen für das Abendessen einige pfiffige Rezepte ableiten. Zu viel Putenfleisch zum Beispiel lässt sich gut zu grünem Salat mit gebratenen Putenstreifen weiterverarbeiten. Auch in einem feinen Reissalat schmecken Putenstreifen sehr gut. Kartoffeln, Nudeln und Reis sind ideal für Salate, Aufläufe oder Suppe. Planen Sie am besten immer so, dass Sie aus einer Zubereitung mehrere Varianten arbeiten können.

Nutzen Sie das Abendessen, um meist hektischen Tag ruhig ausklingen zu lassen. Schaffen Sie sich dafür einen entspannten Rahmen, und nehmen Sie sich die Zeit, um in aller Ruhe Ihr Essen vorzubereiten, anzurichten und zu genießen. Leicht gesagt, wenn Sie erst spät nach Hause kommen, der Tag stressig war oder etwas Interessantes im Fernsehen läuft. Doch die Alternativen sind nicht zu empfehlen. Das schnelle Hinunterschlingen von Snacks oder die unbedachte Plünderung des Kühlschranks machen zwar kurzfristig satt, bilden aber nicht die Grundlage für eine gesunde und ausgeglichene Ernährung und damit für Ihr Wohlbefinden.

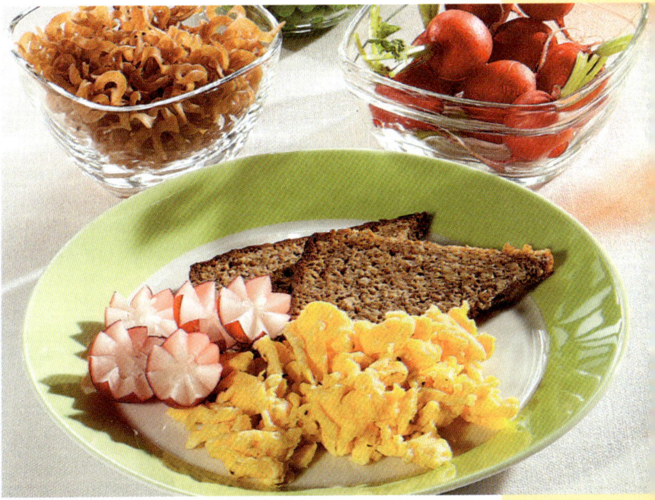

GEMÜSE MIT ZAZIKI

Für 4 Portionen:

je 400 g Karotten, Knollensellerie, Zucchini, Tomaten, Kartoffeln
120 g Zwiebeln
Salz, Pfeffer
1 El Sonnenblumenöl
500 ml Gemüsebrühe
400 g Magerquark
120 ml Milch
2 Knoblauchzehen
4 El frische Kräuter
(z. B. Petersilie, Schnittlauch)

1 Karotten und Sellerie schälen und in mundgerechte Stücke schneiden. Zucchini und Tomaten putzen, waschen und in Stücke schneiden.

2 Kartoffeln und Zwiebeln schälen und ebenfalls in mundgerechte Stücke schneiden.

3 Das Gemüse in eine Auflaufform mit Deckel geben. Vorsichtig mit Salz und Pfeffer bestreuen und mit dem Sonnenblumenöl dünn besprühen. Die Gemüsebrühe angießen und die Form verschließen. Im Backofen bei ca. 200 °C ca. 30 Minuten garen.

4 In der Zwischenzeit den Quark mit der Milch glatt rühren. Den Knoblauch schälen und durch die Knoblauchpresse geben.

5 Alles vermischen und mit Salz und Pfeffer abschmecken. Die Kräuter unterrühren. Das gebackene Gemüse mit dem Zaziki anrichten.

Pro Portion ca. 353 kcal
23 g E, 5 g F, 46 g KH, 18 g Ballast
Zubereitungszeit ca. 20 Minuten, Backzeit 30 Minuten

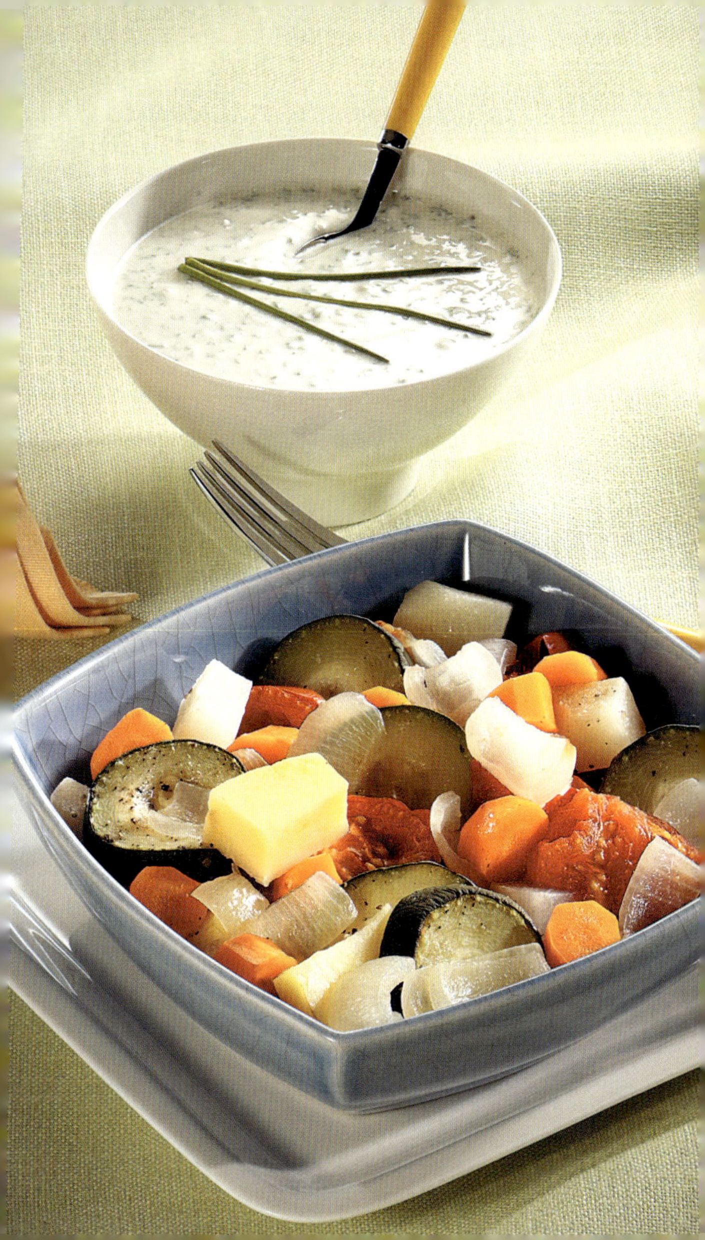

CHINAPFANNE MIT GLASNUDELN

Für 4 Portionen:

120 g Mu-Err-Pilze, getrocknet
120 g Glasnudeln
je 240 g Porree und Karotten
je 240 g rote Paprika und gelbe Paprika
240 g Bleichsellerie
4 Tl Sesamöl (ersatzweise Sonnenblumenöl)
Salz, Pfeffer
60 g frische Ingwerwurzel
2 El Sojasauce
1–2 Knoblauchzehen
China-Gewürzmischung nach Geschmack
400 ml Hühnerbrühe
120 g Mungobohnen-Sprossen

1 Die Mu-Err-Pilze ca. 30 Minuten in kaltem Wasser einweichen. Die Glasnudeln ca. 20 Minuten in heißem Wasser einweichen.

2 Inzwischen Porree waschen und in feine Ringe schneiden. Karotten schälen und in Scheiben schneiden.

3 Paprika halbieren, Kerngehäuse entfernen, waschen und in Streifen schneiden. Bleichsellerie waschen, putzen und klein schneiden.

4 Das Öl im Wok erhitzen. Zuerst die Karotten und den Porree unter Rühren anbraten. Paprika und Sellerie dazugeben und unter Rühren braten. Mit Salz und Pfeffer abschmecken.

5 Den Ingwer schälen und zu dem Gemüse raspeln. Sojasauce, durchgepressten Knoblauch und Gewürzmischung zugeben.

6 Die Pilze abtropfen und in Streifen schneiden. Kurz mitdünsten. Mit der Hühnerbrühe aufgießen. Die Glasnudeln dazugeben und alles ca. 10 Minuten garen lassen.

7 Zum Schluss die Sprossen untermischen und kurz miterhitzen.

Pro Portion ca. 354 kcal
17 g E, 7 g F, 53 g KH, 12 g Ballast
Zubereitungszeit ca. 40 Minuten
(plus Zeit zum Einweichen)

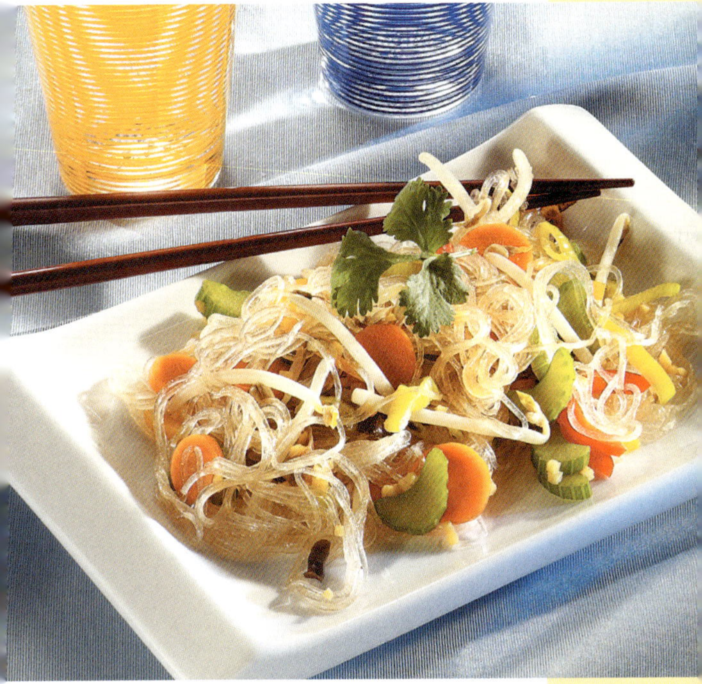

TAGLIATELLE MIT ZUCCHINI-KRÄUTER-SAUCE

Für 4 Portionen:

80 g Zwiebeln
400 g Zucchini
1 El Sonnenblumenöl
1 Knoblauchzehe
400 ml Gemüsebrühe
140 g Frischkäse
120 g gekochter Schinken
4 El frische Kräuter
(z. B. Petersilie, Schnittlauch, Kerbel, Basilikum)
Salz, Pfeffer, Muskat
160 g Tagliatelle
200 g Karotten
200 g Weißkohl
40 g Joghurtdressing (FP)

1 Zwiebeln schälen und würfeln. Zucchini waschen und klein schneiden. Das Öl in einem Topf erhitzen. Zwiebeln und durchgepressten Knoblauch darin glasig dünsten, Zucchini dazugeben und ebenfalls kurz anbraten.

2 Mit der Gemüsebrühe aufgießen und ca. 10 Minuten garen. Dann das Ganze mit dem Pürierstab pürieren. Den Frischkäse unterheben. Den Schinken würfeln und unter die Masse heben. Die Kräuter dazugeben. Mit Salz, Pfeffer und etwas Muskat abschmecken.

3 Tagliatelle in Salzwasser kochen. Für den Salat die Karotten waschen und schälen. Fein raspeln.

4 Den Weißkohl putzen, waschen und fein hobeln. Mit dem Joghurtdressing vermischen und etwas ziehen lassen.

5 Nudeln mit der Kräutersauce auf einem Teller anrichten. Salat dazu servieren.

Pro Portion ca. 352 kcal
19 g E, 11 g F, 42 g KH, 6 g Ballast
Zubereitungszeit ca. 35 Minuten

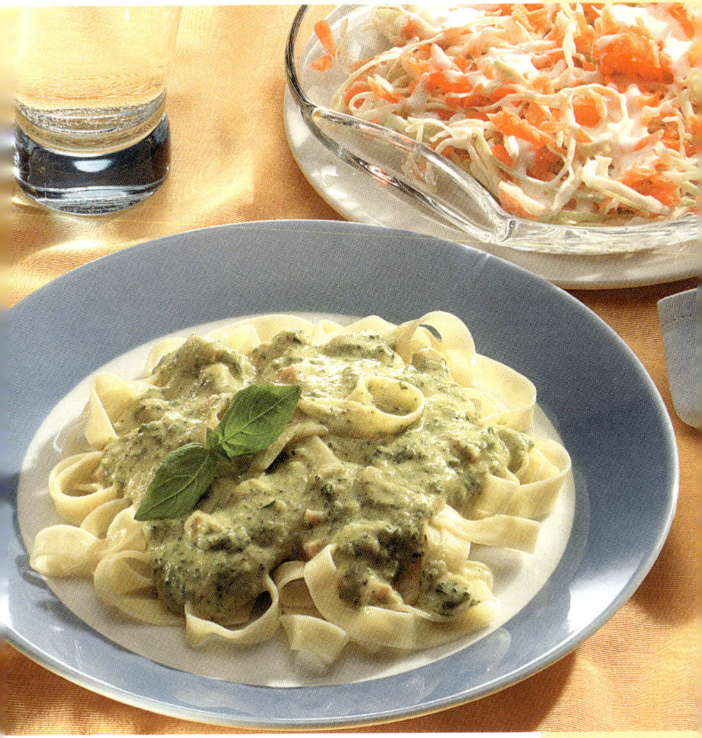

PUTENGESCHNETZELTES MIT REIS UND GEMÜSE

Für 4 Portionen:

1 El Sonnenblumenöl
400 g Putengeschnetzeltes
Salz, Pfeffer
20 ml Sojasauce
200 g Ananasstückchen
400 ml Gemüsebrühe
Currypulver
40 ml Sahne
800 g Mangold
1 El Butter oder Margarine
80 g Zwiebeln
2 Knoblauchzehen
120 g Reis

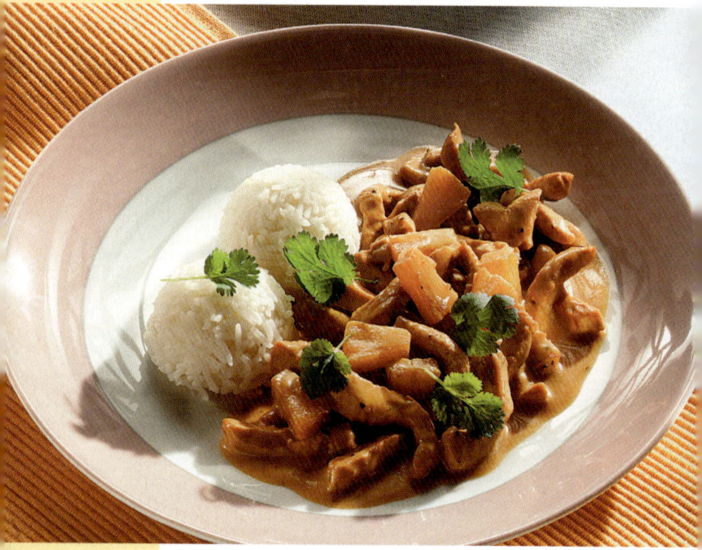

1 Das Sonnenblumenöl in einer Pfanne erhitzen. Die Fleischstückchen dazugeben und anbraten. Mit Salz und Pfeffer würzen, die Sojasauce dazugießen.

2 Alles ca. 10 Minuten schmoren lassen. Dann die Ananas dazugeben, mit der Gemüsebrühe ablöschen und mit Curry abschmecken. Zum Schluss die Sahne unterrühren.

3 Den Mangold zusammen mit den Stielen putzen, waschen. Die Butter in einem Topf erhitzen, die Zwiebeln schälen, würfeln und glasig dünsten. Den Knoblauch durch die Presse geben und mit anbraten.

4 Den Mangold dazugeben und zugedeckt ca. 15 Minuten dünsten. Mit Salz und Pfeffer abschmecken. Den Reis in Salzwasser garen. Auf einem Sieb abtropfen lassen.

5 Den Reis auf einem Teller anrichten, dazu das Geschnetzelte geben. Das Mangoldgemüse separat servieren.

Pro Portion ca. 366 kcal
26 g E, 10 g F, 39 g KH, 6 g Ballast
Zubereitungszeit ca. 35 Minuten

GEGRILLTES LACHSFILET

Für 4 Portionen:

120 g Reis
320 g Lachsfilet
Salz, Pfeffer
2 Tl Mandelblättchen
100 g Joghurt
1 El Senf
1 El frische Kräuter
(z. B. Petersilie, Schnittlauch)
1 Zitrone

1 Den Reis in Salzwasser garen. Das Lachsfilet waschen und trockentupfen. Mit Salz und Pfeffer würzen. Im Backofen 15–20 Minuten grillen.

2 Den Reis in ein Sieb geben und abtropfen lassen. Mit den Mandelblättchen vermischen.

3 Den Joghurt mit dem Senf vermischen. Die Kräuter einrühren.

4 Den Lachs mit dem Joghurt-Dip auf einem Teller anrichten. Den Mandelreis dazugeben. Mit Zitronenachteln garnieren.

SPINATSALAT

Für 4 Portionen:

400 g junger frischer Spinat
200 g Cocktailtomaten
40 g Staudensellerie
2 El Balsamico-Essig
4 Tl Walnussöl
1 Tl Zucker
Salz, Pfeffer

1 Spinat verlesen, waschen, abtropfen lassen und zerpflücken. Tomaten halbieren. Sellerie waschen und in feine Streifen schneiden. Alles zusammen anrichten.

2 Für die Sauce Essig und Öl verquirlen und abschmecken. Über den Salat geben.

Pro Portion ca. 362 kcal
22 g E, 13 g F, 33 g KH, 5 g Ballast
Zubereitungszeit ca. 15 Minuten

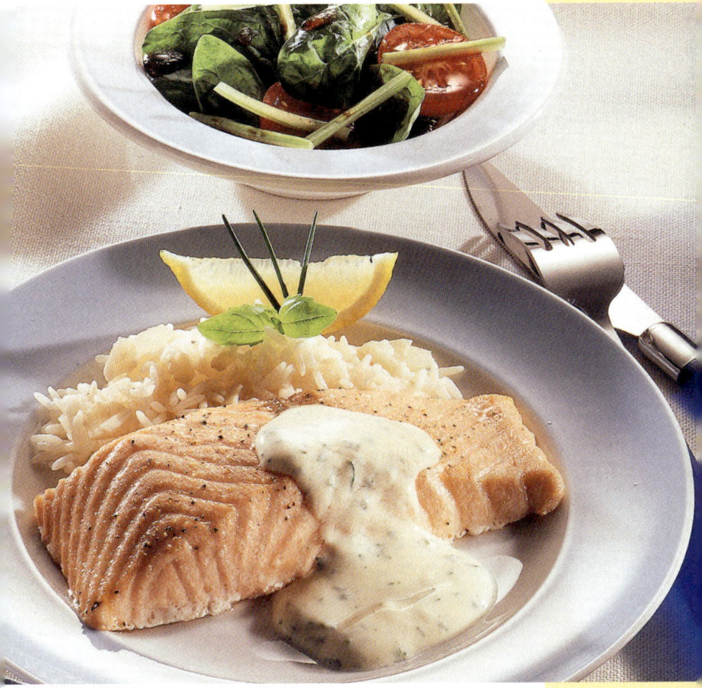

BROKKOLIAUFLAUF

Für 4 Portionen:

800 g Kartoffeln
900 g Brokkoli
160 g Zwiebeln
1 El Pflanzenöl
480 ml Gemüsebrühe
Kräutersalz, Pfeffer
2 Eier
40 ml entrahmte Milch (0,3 % Fett)
Muskat
120 g geriebener Käse (30 % Fett)

1 Die Kartoffeln mit der Schale garen. Den Brokkoli putzen, waschen und in Röschen teilen. Die Zwiebeln schälen und fein würfeln.

2 Einen Topf erhitzen, den Boden dünn mit Öl einsprühen. Die Zwiebeln darin glasig dünsten.

3 Die Gemüsebrühe zugießen und den Brokkoli dazugeben. Den Brokkoli bissfest garen. Die Kartoffeln pellen und in Scheiben schneiden. Eine Auflaufform dünn mit Öl einsprühen.

4 Die Kartoffeln in die Form schichten und leicht salzen und pfeffern. Den Brokkoli auf die Kartoffeln schichten.

5 Ei und Milch verrühren, mit Kräutersalz, Pfeffer und Muskat kräftig würzen. Über den Brokkoli gießen. Den Käse darüber streuen. Im vorgeheizten Ofen bei ca. 180 °C ca. 30 Minuten backen.

Pro Portion ca. 358 kcal
20 g E, 12 g F, 41 g KH, 13 g Ballast
Zubereitungszeit ca. 60 Minuten

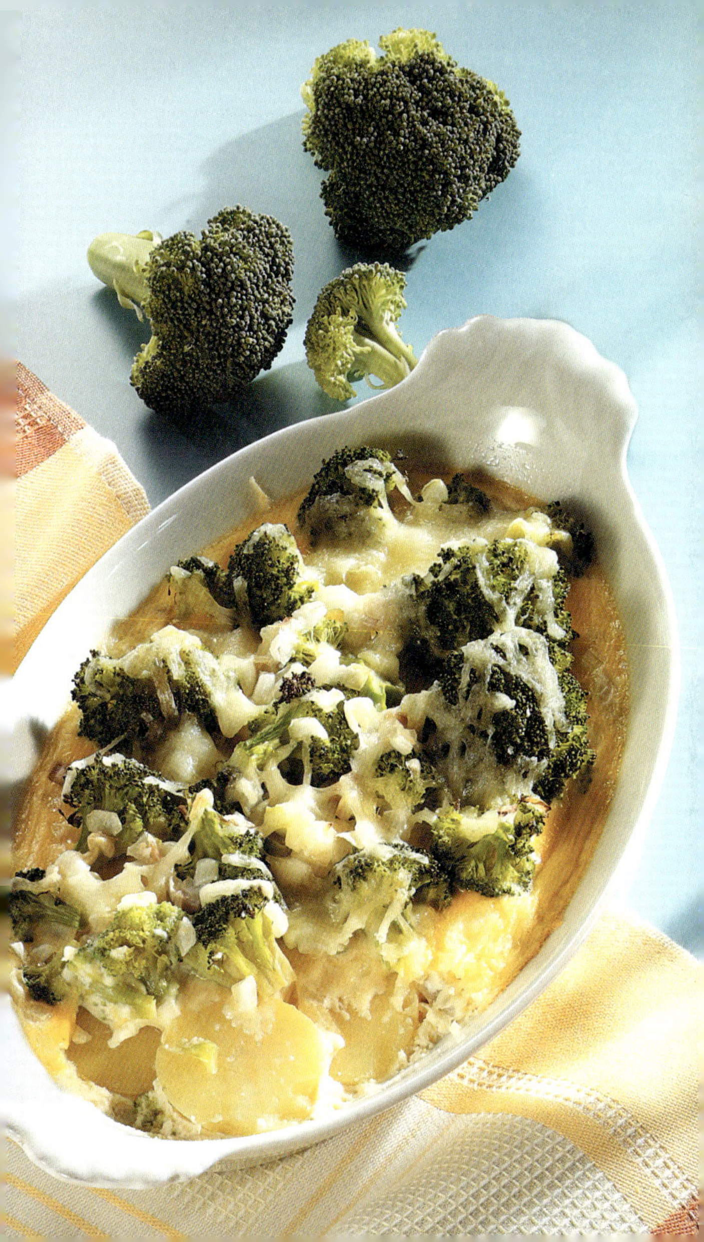

SCHWEINEFILET MIT JUNGEM GEMÜSE

Für 4 Portionen:

320 g Schweinefilet, mager
1 El Pflanzenöl
Salz, Pfeffer
je 320 g Karotten, Kohlrabi und Brokkoli
140 g Wildreis
480 g Tomaten
100 g Zwiebeln
1 ½ Tl Butter oder Margarine
2 Knoblauchzehen
1 El Majoran
Kräutersalz, 3 El frische Kräuter
(z. B. Petersilie, Schnittlauch, Kresse)

1 Das Filet in 1 cm dicke Scheiben schneiden. Das Öl in der Pfanne erhitzen, das Fleisch von beiden Seiten braten. Mit Salz und Pfeffer würzen.

2 Die Karotten waschen, schälen und (wenn sie klein genug sind) ganz lassen, sonst in grobe Stifte schneiden. Den Kohlrabi putzen und in fingerdicke Scheiben schneiden. Den Brokkoli in Röschen zerteilen. Wasser zum Kochen bringen, salzen. Das Gemüse in das kochende Wasser geben und ca. 10–12 Minuten bissfest garen. Durch ein Sieb abtropfen lassen und warm stellen.

3 In einem Topf Wasser, Salz und Reis zum Kochen bringen. Den Reis gar ziehen lassen.

4 Für die Tomatencreme die Tomaten mit kochendem Wasser überbrühen, abschrecken und enthäuten. Die Tomaten würfeln. Zwiebeln schälen und sehr fein würfeln.

5 Butter oder Margarine erhitzen, die Zwiebeln darin glasig dünsten. Den Knoblauch durch die Knoblauchpresse drücken und zu den Zwiebeln geben. Die gewürfelten Tomaten kurz mitdünsten, mit Majoran, Salz und Pfeffer würzen.

6 Das Filet auf einem Teller anrichten, das Gemüse dazugeben, mit etwas Kräutersalz bestreuen und mit der Hälfte der frischen Kräuter garnieren.

7 Den Reis durch ein Sieb abschütten und mit den restlichen Kräutern vermischen. Zu Fleisch und Gemüse geben und mit der Tomatencreme anrichten.

Pro Portion ca. 351 kcal
27 g E, 9 g F, 41 g KH, 10 g Ballast
Zubereitungszeit ca. 45 Minuten

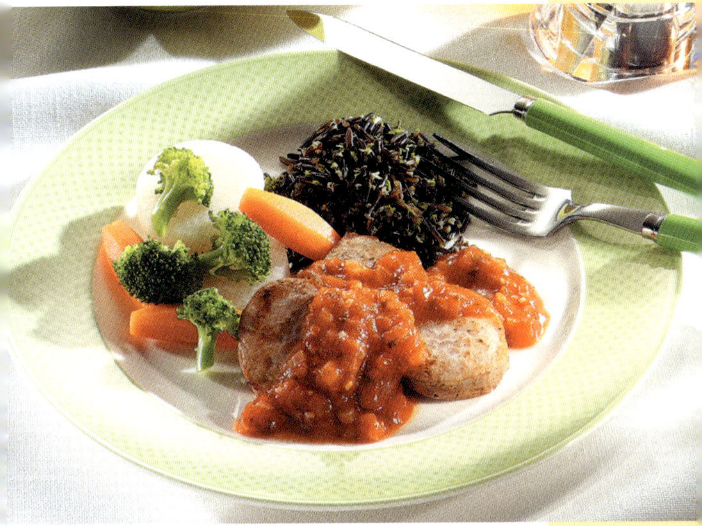

GEMÜSEGULASCH MIT KARTOFFELN

Für 4 Portionen:

je 400 g Zucchini, Tomaten, Paprika, Karotten, Knollensellerie
120 g Zwiebeln
2 Knoblauchzehen
6 Tl Olivenöl
Salz, Pfeffer
500 ml Gemüsebrühe
400 g Kartoffeln

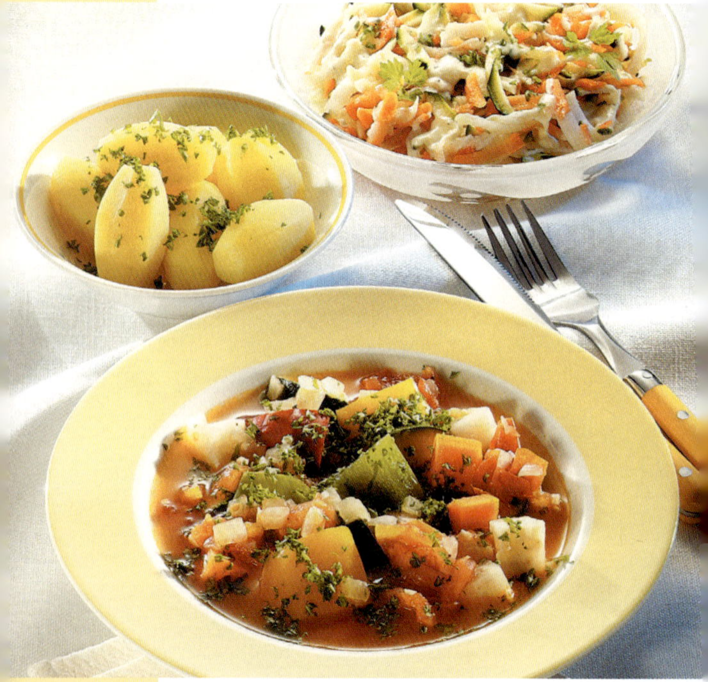

1 Das Gemüse putzen, waschen, ggfs. schälen und grob würfeln. Zwiebeln und Knoblauch fein würfeln, im Öl andünsten, das Gemüse kurz mitbraten, salzen und pfeffern. Die Gemüsebrühe angießen und alles zugedeckt ca. 20 Minuten garen.

2 Die Kartoffeln als Salzkartoffeln garen und mit dem Gemüsegulasch anrichten.

ROHKOSTTELLER

Für 4 Portionen:

80 g Karotten, 80 g Kohlrabi, 80 g Zucchini
120 g fettarmer Joghurt
40 ml fettarme Milch
1 El mittelscharfer Senf
2 El Zitronensaft
Salz, Pfeffer
2 Tl Akazienhonig
3 El frische Kräuter

1 Karotten und Kohlrabi schälen und fein raspeln. Zucchini waschen und mit Schale fein raspeln.

2 Für die Sauce Joghurt, Milch, Senf und Zitronensaft verrühren. Mit Gewürzen und dem Honig abschmecken und unter die Salatzutaten mischen. Mit den Kräutern bestreuen.

Pro Portion ca. 367 kcal
14 g E, 14 g F, 42 g KH, 17 g Ballast
Zubereitungszeit ca. 45 Minuten

SALAT NIZZA-ART

Für 4 Portionen:

600 g Kartoffeln
320 g rote Paprika
320 g Prinzessbohnen
Salz, Bohnenkraut
200 g Tomaten, 2 Eier
480 g grüner Salat
4 El Balsamico-Essig
230 g fettarmer Joghurt
2 Tl Senf, Pfeffer, Muskat
140 g Thunfisch naturell aus der Dose

1 Die Kartoffeln mit der Schale ohne Salz garen. Die Paprikaschoten waschen, halbieren, entkernen und in Streifen schneiden. Prinzessbohnen waschen, putzen und in Stücke schneiden. In kochendem Salzwasser mit etwas Bohnenkraut 10–15 Minuten garen. Dann abgießen.

2 Tomaten waschen und würfeln. Die Eier hart kochen, abschrecken, pellen und achteln. Die Kartoffeln pellen und in Scheiben schneiden. Den grünen Salat putzen und waschen.

3 Aus Essig, Joghurt und Senf eine Salatsauce rühren und diese mit Salz, Pfeffer und Muskat würzen. Den grünen Salat auf einen großen Salatteller legen. Darüber die Kartoffeln geben, dann die Paprika, die Bohnen und die Tomaten anordnen.

4 Den Thunfisch etwas abgießen und zerpflückt auf dem Salat anrichten. Die Ei-Achtel zur Garnitur darauflegen. Alles mit der Salatsauce beträufeln.

Pro Portion ca. 347 kcal
20 g E, 11 g F, 38 g KH, 11 g Ballast
Zubereitungszeit ca. 30 Minuten

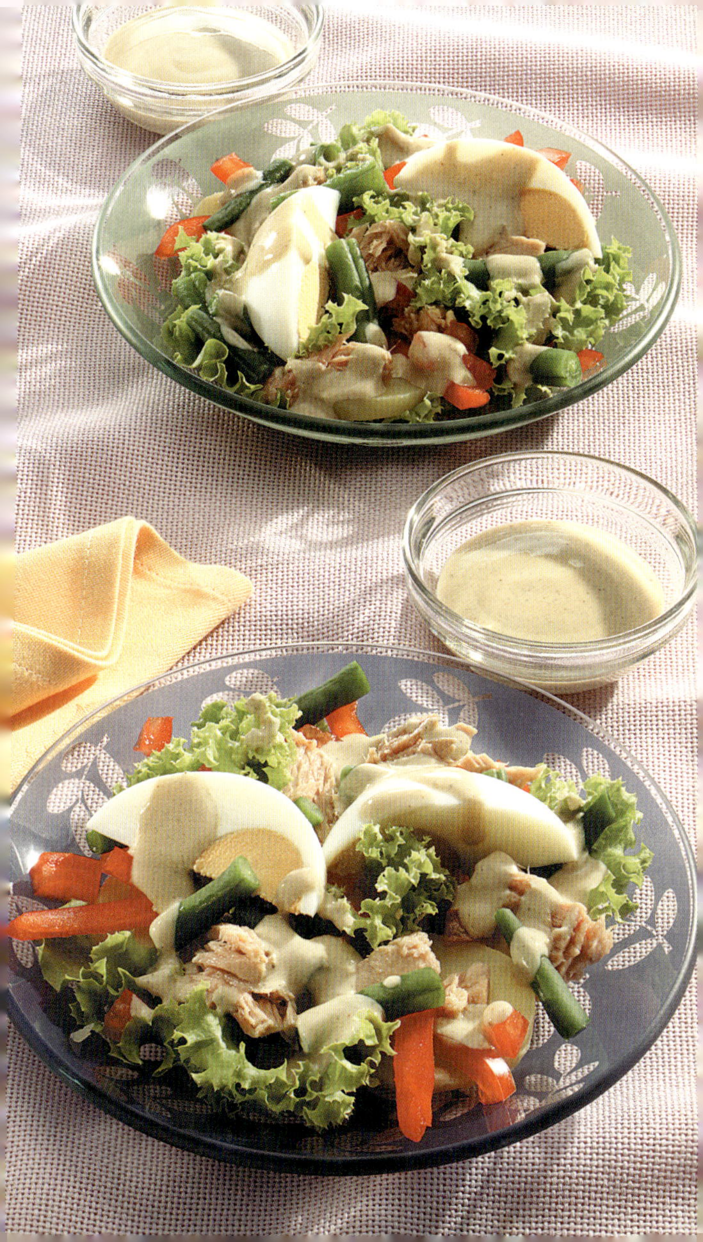

ZUCCHINI-PILZ-PFANNE MIT NUDELN

Für 4 Portionen:

400 g Schweinefilet, mager
Salz, Pfeffer
160 g Zwiebeln
3 Tl Sonnenblumenöl
400 g Champignons
400 g Zucchini
60 ml Zitronensaft
160 g Nudeln
Zitronenscheiben und Zitronenmelisse zum Garnieren

1 Schweinefilet in Stücke schneiden, mit Salz und Pfeffer würzen. Zwiebeln schälen und in Ringe schneiden.

2 Öl in einer Pfanne erhitzen, die Zwiebeln darin anbraten, die Fleischstückchen zugeben und mit anbraten.

3 Pilze putzen, waschen und falls nötig halbieren. Zu dem Fleisch geben und mitbraten. Zucchini waschen, halbieren und in Scheiben schneiden. Zu den Pilzen geben. Mit Salz und Pfeffer würzen.

4 Den Zitronensaft hinzufügen und alles ca. 15 Minuten bei mittlerer Hitze garen lassen. Inzwischen die Nudeln in Salzwasser garen. Die Zucchini-Pilz-Pfanne mit den Zitronenscheiben und der Melisse garnieren. Zu den Nudeln reichen.

Pro Portion ca. 356 kcal
31 g E, 9 g F, 38 g KH, 6 g Ballast
Zubereitungszeit ca. 35 Minuten

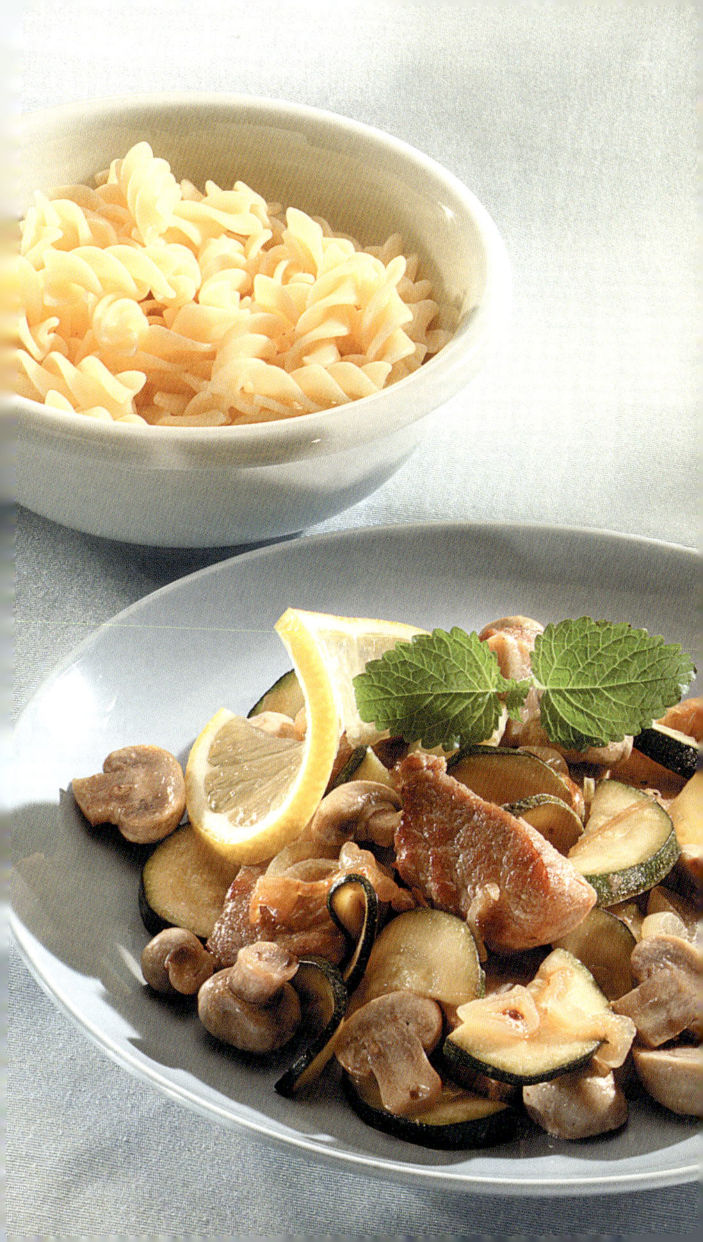

SCHMORGURKEN MIT FRIKADELLE

Für 4 Portionen:

120 g Zwiebeln
160 g Rinderhackfleisch
60 g Magerquark, 1 Ei
Salz, Pfeffer
6 Tl Semmelbrösel
2 Tl Sonnenblumenöl
600 g Kartoffeln
1 kg Schmorgurken
200 g Mischpilze (ersatzweise Austernpilze, Pfifferlinge)
frische Petersilie, Schnittlauch, Dill nach Geschmack

1 Zwiebeln schälen und sehr fein hacken. Die Hälfte davon mit dem Hackfleisch vermischen. Quark, Ei, Salz, Pfeffer und Semmelbrösel zugeben. Alles gut vermischen. Aus dem Teig Frikadellen formen. Mit etwas Sonnenblumenöl besprühen und auf dem Grillrost von beiden Seiten grillen. Kartoffeln waschen und mit der Schale garen.

2 Schmorgurken schälen, das Kerngehäuse herausheben und in Stücke schneiden. Pilze putzen und klein schneiden. Das restliche Sonnenblumenöl in einem Topf erhitzen, die restlichen Zwiebeln dazugeben und glasig dünsten. Die Pilze zugeben und kurz anbraten. Dann die Gurken zugeben und anbraten. Mit Salz und Pfeffer würzen.

3 Zugedeckt ca. 10 Minuten schmoren lassen. Vor dem Servieren nach Geschmack mit Kräutern bestreuen. Frikadellen mit den gepellten Kartoffeln und dem Gemüse auf einem Teller anrichten.

Pro Portion ca. 352 kcal
17 g E, 11 g F, 36 g KH, 8 g Ballast
Zubereitungszeit ca. 35 Minuten

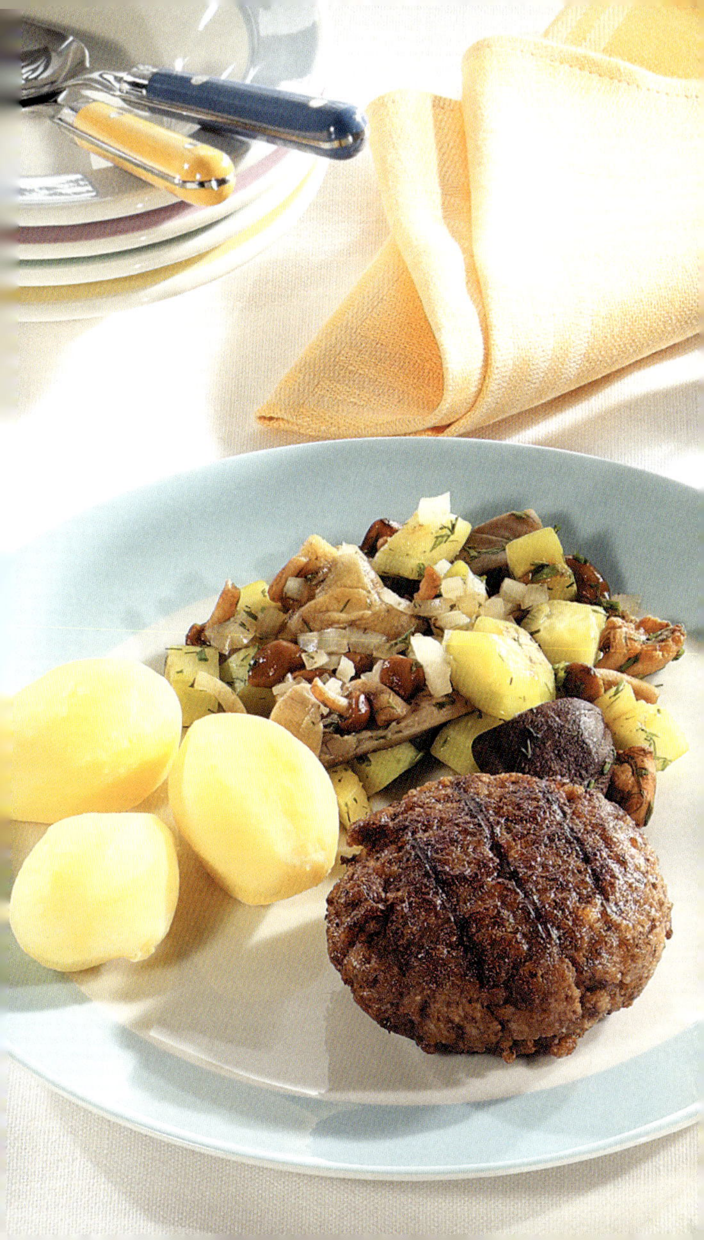

FISCHRAGOUT MIT REIS UND SALAT

Für 4 Portionen:

200 g Kabeljaufilet
200 g Lachsfilet
200 g Rotbarschfilet
50 ml Zitronensaft
200 g Porree
200 g Champignons
200 g Tomatenwürfel
200 ml Sahne
Salz, Pfeffer
Paprikapulver, edelsüß
2 Knoblauchzehen
120 g Reismischung mit Wildreis
200 g Eichblatt, rot
200 g Kopfsalat
80 g Zwiebeln
4 El Essig-Öl-Dressing (FP)
20 g frische Kräuter (z. B. Petersilie, Schnittlauch, Kresse)

1 Die Fischfilets in mundgerechte Stücke schneiden. Mit Zitronensaft beträufeln und etwas ziehen lassen.

2 Inzwischen den Porree putzen, waschen und in feine Ringe schneiden. Champignons putzen und in Scheiben schneiden. Die Fischstücke und das Gemüse vermischen und in eine Auflaufform schichten. Die Tomatenwürfel dazugeben.

3 Sahne und Gewürze gut aufschlagen, gepressten Knoblauch dazugeben. Alles über das Fisch-Gemüse gießen. Im vorgeheizten Backofen 20–25 Minuten bei 200 °C backen.

4 In der Zwischenzeit den Reis garen. Den Salat waschen und putzen. In mundgerechte Stücke zerpflücken. Die Zwiebeln schälen und fein würfeln. Alles auf einem Salatteller anrichten und mit dem Dressing beträufeln. Den Reis durch ein Sieb abschütten. Zu dem Fischragout servieren. Fischragout mit den Kräutern bestreuen.

Pro Portion ca. 489 kcal
35 g E, 24 g F, 31 g KH, 5 g Ballast
Zubereitungszeit ca. 40 Minuten

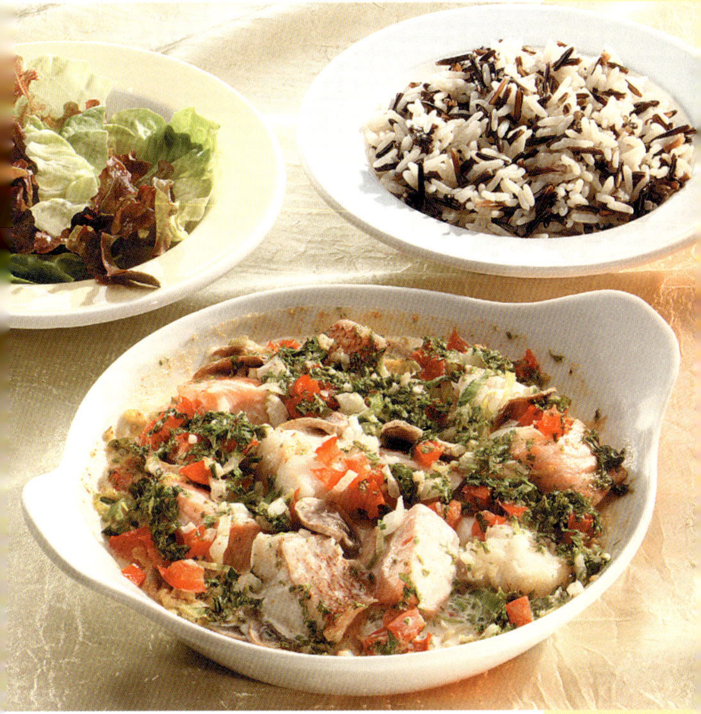

PAELLA

Für 4 Portionen:

200 g Seelachsfilet
80 ml Zitronensaft
200 g Hühnchenbrustfleisch
4 Tl Olivenöl
Salz, Pfeffer
240 g rote Paprika
240 g grüne oder gelbe Paprika
200 g Frühlingszwiebeln
120 g Reis
2 Knoblauchzehen
4 Prisen Safran
120 g Erbsen
400 g Miesmuscheln (in der Schale)
4 Zitronenscheiben
4 Minzezweige
400 g grüner Salat
4 El Vinaigrette (FP)

1 Fischfilet waschen, in Stücke schneiden und in Zitronensaft ziehen lassen. Hähnchenfleisch waschen und in Stücke schneiden. Pfanne erhitzen, mit Olivenöl aussprühen und das Hühnchenfleisch darin anbraten. Mit Salz und Pfeffer würzen.

2 Paprika waschen, halbieren, das Kerngehäuse entfernen und in Streifen schneiden. Frühlingszwiebeln putzen, waschen und in Ringe schneiden.

3 Zuerst den Reis, dann das Gemüse mit dem gepressten Knoblauch im Hähnchenfett kurz unter Rühren anbraten. Den Backofen vorheizen. 90 ml Wasser zum Kochen bringen, Reis und Gemüse mit dem Safran in eine feuerfeste Form geben und mit dem kochenden Wasser begießen. Herzhaft würzen. Die Erbsen dazugeben und die Muscheln darauf setzen. Im Backofen bei 160 °C

Umluft abgedeckt ca. 15 Minuten köcheln lassen. Dann die Fischstückchen dazulegen. Weitere 10 Minuten ohne Deckel köcheln lassen. Zum Schluss die Hühnerstückchen darauf legen und 5 Minuten mit erhitzen.

4 Die Paella vor dem Servieren mit Zitronenscheiben und Minzezweigen garnieren. Den grünen Salat waschen und zerpflücken. Mit der Vinaigrette beträufeln.

Pro Portion ca. 348 kcal
29 g E, 7 g F, 39 g KH, 7 g Ballast
Zubereitungszeit ca. 50 Minuten

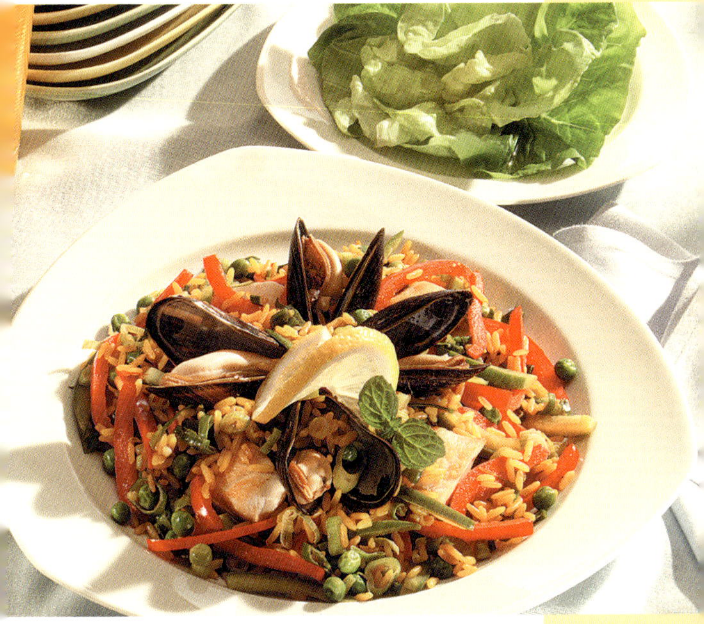

GULASCH MIT NUDELN

Für 4 Portionen:

400 g Zwiebeln
200 g rote Paprika, 200 g Karotten
1 El Sonnenblumenöl
320 g Rindergulasch, mager
800 ml Gemüsebrühe
Salz, Pfeffer, Paprikapulver
120 g Nudeln (z. B. Tagliatelle)
200 g Blattsalat
4 El Vinaigrette (FP)
4 El Sahne

1 Zwiebeln schälen und würfeln. Paprika waschen, halbieren, das Kerngehäuse entfernen und würfeln. Karotten schälen und würfeln.

2 Sonnenblumenöl in einem Topf erhitzen, Zwiebeln dazugeben und glasig dünsten. Das Gulasch hinzufügen und kräftig anbraten.

3 Karotten und Paprika hinzufügen und mitbraten. Mit der Gemüsebrühe ablöschen. Salz und Pfeffer hinzugeben und kräftig würzen. Das Ganze bei mittlerer Hitze ca. 45 Minuten zugedeckt garen.

4 Inzwischen die Nudeln in Salzwasser garen. Blattsalat waschen und zerpflücken. Auf einem Teller anrichten und mit der Vinaigrette beträufeln.

5 Vor dem Servieren das Gulasch mit Paprikapulver abschmecken und die Sahne unterrühren. Zu den Nudeln reichen.

Pro Portion ca. 360 kcal
24 g E, 11 g F, 36 g KH, 7 g Ballast
Zubereitungszeit: ca. 60 Minuten

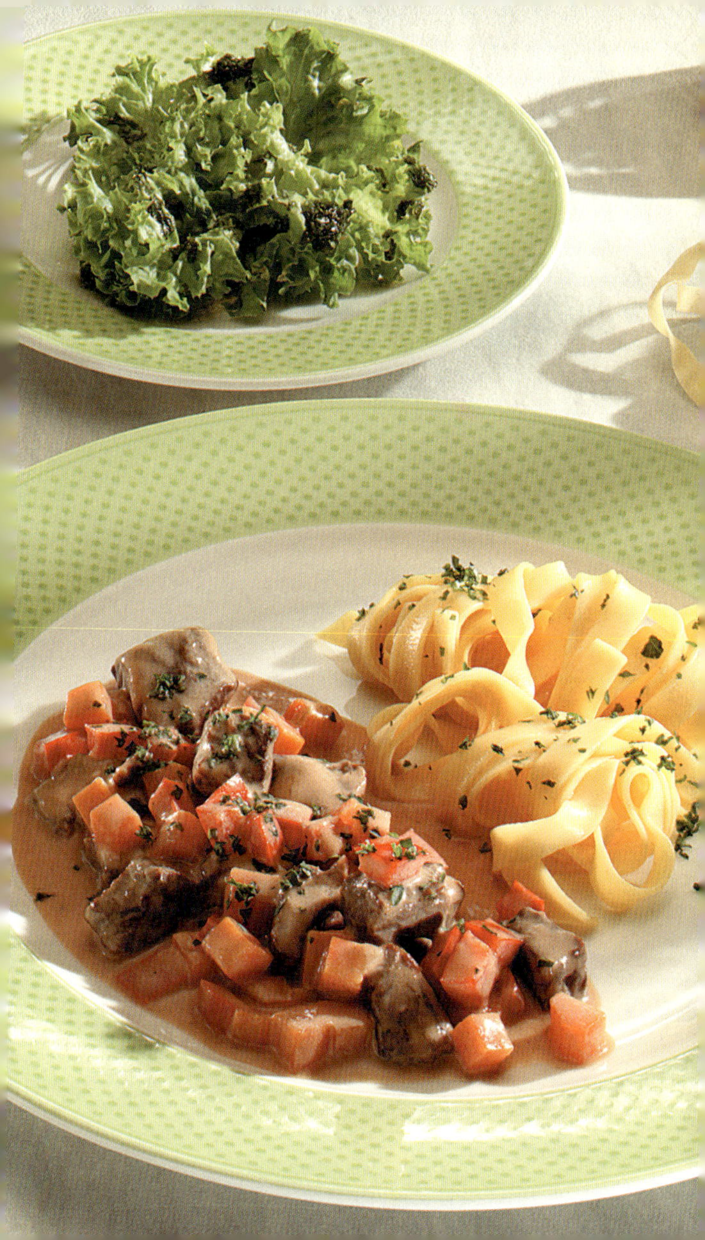

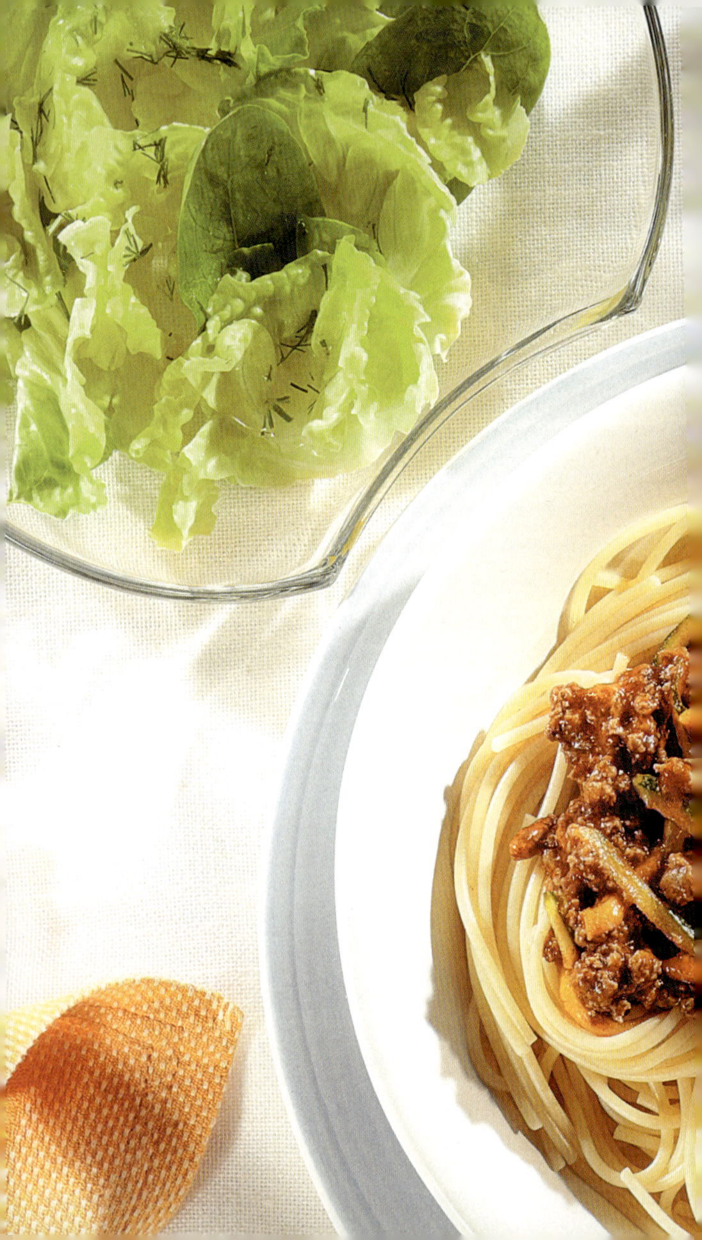

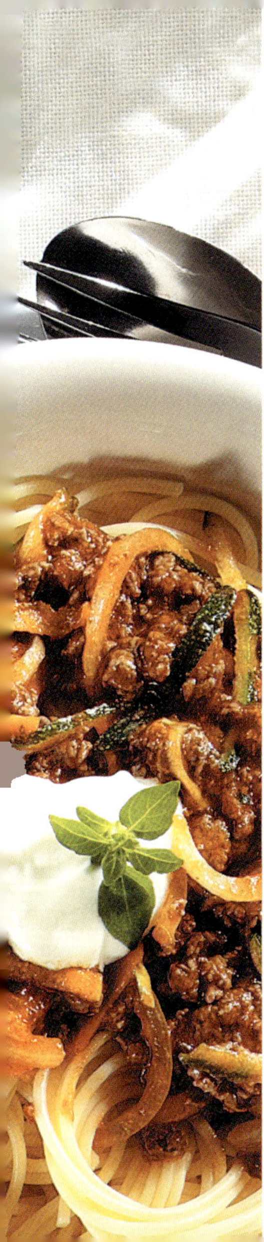

WEITERE FITNESS-REZEPTE

Die erste Etappe auf dem Weg zum Wohlfühlgewicht liegt nun hinter Ihnen. Sicher ist auch das eine oder andere Pfündchen gepurzelt, und Sie fühlen sich ein wenig unbeschwerter und frischer. Haben Sie Lust auf mehr bekommen? Dann finden Sie in diesem Kapitel weitere leckere Rezepte, die sich optimal für die Fortsetzung Ihrer Fitness-Diät eignen und die den Ansprüchen an eine ausgewogene und gesunde Ernährung gerecht werden.

LINSENEINTOPF MIT WÜRSTCHEN

Für 4 Portionen:

180 g Linsen
Salz
80 g Zwiebeln
1 ½ Tl Pflanzenöl
600 g Karotten
200 g Lauch
2 Knoblauchzehen
1 l Gemüsebrühe
Pfeffer
4 Wiener Würstchen
3 El frische Petersilie

1 Linsen waschen, mit Wasser bedecken und über Nacht einweichen. Salz dazugeben und in dem Einweichwasser sprudelnd ca. 30 Minuten fast weich garen.

2 Zwiebeln schälen und würfeln. Das Öl in einem Topf erhitzen. Zwiebeln dazugeben und glasig dünsten.

3 Die Karotten schälen, waschen und würfeln. Zu den Zwiebeln geben und kurz anbraten.

4 Den Lauch putzen, waschen und in feine Streifen schneiden. Zu dem übrigen Gemüse geben und kurz mit anbraten. Knoblauch schälen und durchpressen.

5 Die fast garen Linsen mit dem Kochsud in den Topf geben. Knoblauch, Gemüsebrühe, Pfeffer und Salz nach Geschmack dazugeben.

6 Alles bei schwacher Hitze gar köcheln lassen. 10 Minuten vor Ende die Würstchen in die Suppe geben. Vor dem Servieren die Petersilie über die Suppe streuen.

Pro Portion ca. 356 kcal
20 g E, 12 g F, 38 g KH, 12 g Ballast
Zubereitungszeit ca. 55 Minuten
(plus Zeit zum Einweichen)

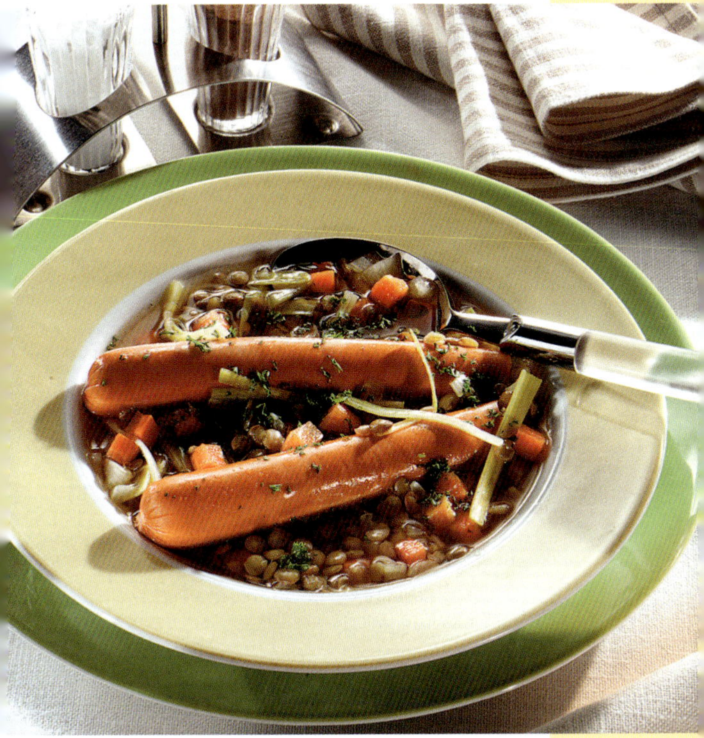

CHILI CON CARNE

Für 4 Portionen:

120 g Reis
Salz
80 g Karotten
80 g Zwiebeln
80 g Lauch
1 El Pflanzenöl
320 g Tatar
2 Knoblauchzehen
Pfeffer, Cayennepfeffer
480 ml Gemüsebrühe
240 g Tomatenpüree (FP)
200 g weiße Bohnen aus der Dose

1 Den Reis in Salzwasser garen. Karotten schälen und fein raspeln. Zwiebeln schälen und in Würfel schneiden. Lauch putzen, waschen und in feine Streifen schneiden.

2 Öl in einer Pfanne erhitzen, das Tartar darin anbraten. Zwiebelwürfel mit anbraten.

3 Den durchgepressten Knoblauch, Salz und Pfeffer dazugeben, gut verrühren. Karottenraspel und Lauchringe kurz mitbraten.

4 Gemüsebrühe, Tomatenpüree und die abgetropften Bohnen dazugeben, alles ca. 15 Minuten köcheln.

5 Das Chili nach Wunsch mit den Gewürzen abschmecken. Auf einem Teller anrichten und den Reis dazugeben

Pro Portion ca. 352 kcal
14 g E, 10 g F, 41 g KH, 4 g Ballast
Zubereitungszeit ca. 40 Minuten

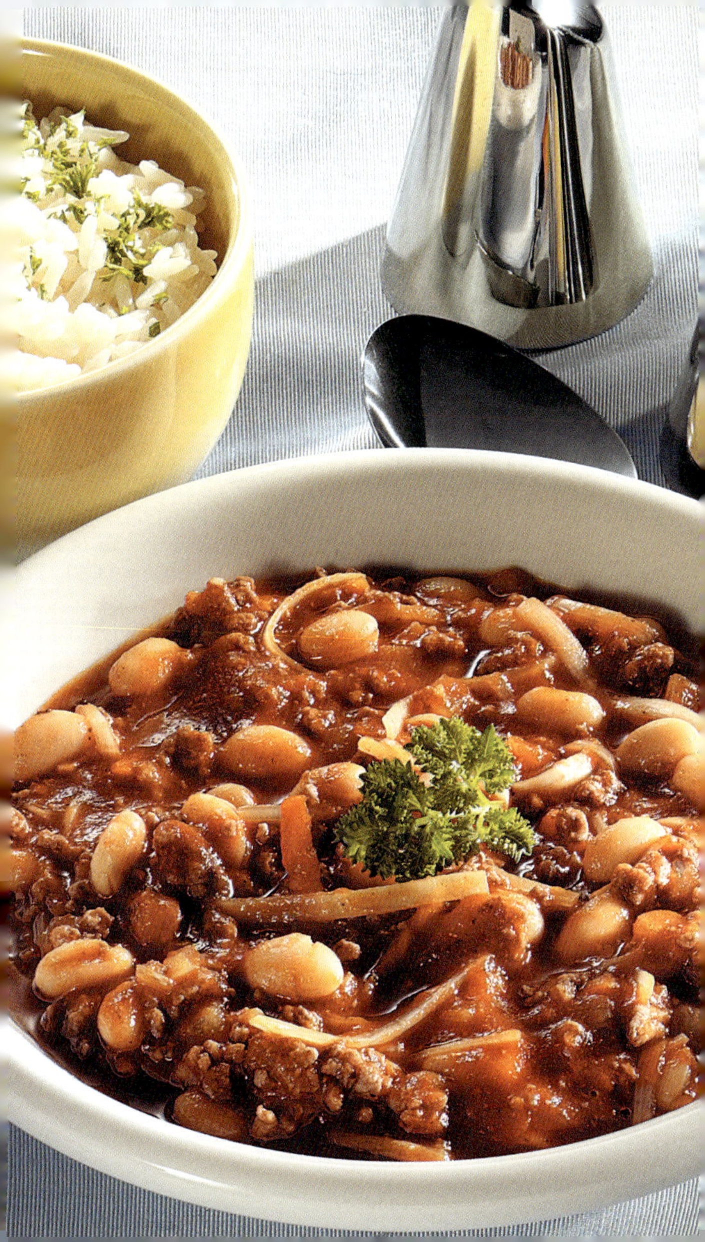

LAMMKOTELETTS MIT ROSMARIN

Für 4 Portionen:

600 g Kartoffeln
3 Tl Olivenöl
1 Zitrone
1 Tl frischer Rosmarin
1 Knoblauchzehe
600 g Lammkoteletts, ohne Fett
200 g Tomaten
400 g Salatgurken
Salz, Pfeffer
4 El frische Kräuter (z. B. Petersilie, Minze, Zitronenmelisse)

1 Kartoffeln unter fließendem Wasser gut abbürsten und mit der Schale garen (ohne Salz).

2 Aus 2 Tl Olivenöl, 4 Tl Zitronensaft, Rosmarin und gepresstem Knoblauch eine Marinade mischen. Die Lammkoteletts mit der Marinade bepinseln und etwas ziehen lassen.

3 Inzwischen die Tomaten waschen und würfeln. Salatgurke schälen und würfeln. Die Lammkoteletts auf den Grillrost legen und ca. 10 Minuten von beiden Seiten knusprig grillen.

4 Die Kartoffeln abgießen, halbieren und auf dem Grill ca. 10 Minuten ebenfalls knusprig grillen.

5 Tomaten und Gurken auf einem Teller anrichten. Mit Salz und Pfeffer dünn bestreuen. Kurz vor dem Servieren mit Zitronensaft beträufeln und mit dem restlichen Olivenöl besprühen. Die Kräuter dazugeben. Mit den Lammkoteletts und Kartoffeln anrichten.

Pro Portion ca. 348 kcal
34 g E, 10 g F, 27 g KH, 6 g Ballast
Zubereitungszeit ca. 50 Minuten

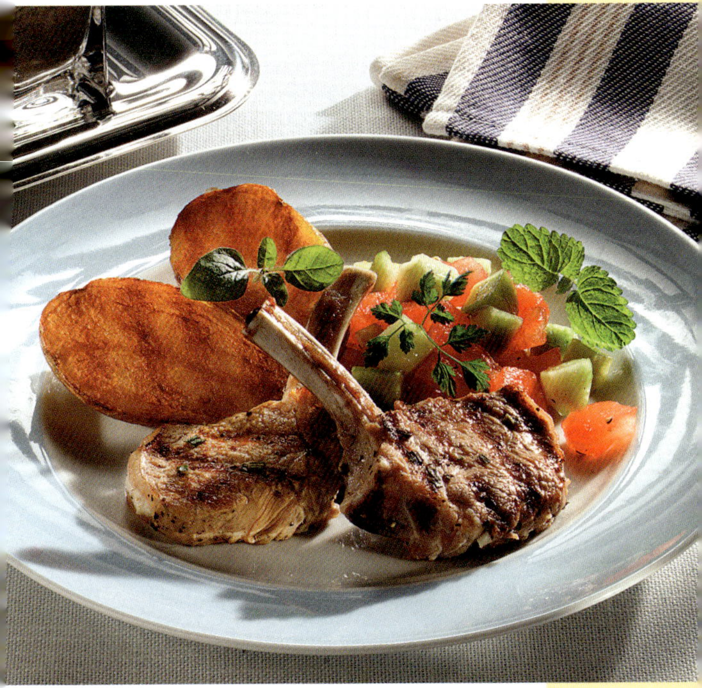

ÜBERBACKENER BLUMENKOHL MIT SCHINKEN

Für 4 Portionen:

600 g Kartoffeln
800 g Blumenkohl
Salz
200 g gekochter Schinken
1 El Sonnenblumenöl
60 g Weizenmehl
400 ml Gemüsebrühe
Pfeffer, Muskat
80 ml fettarme Milch
4 El frische Petersilie

1 Die Kartoffeln schälen und (ohne Salz) garen. Den Blumenkohl putzen, waschen, zerteilen und in Salzwasser ca. 10 Minuten bissfest garen.

2 Den Schinken würfeln. In einem Topf das Öl erhitzen, das Mehl dazugeben und alles unter Rühren mit Gemüsebrühe aufgießen. Einmal aufkochen lassen. Mit Salz, Pfeffer und Muskat würzen. Zum Schluss die Milch dazugeben und noch einmal alles kurz aufkochen lassen. Die Sauce soll etwas dicklich sein.

3 Den Blumenkohl abtropfen lassen und in eine Auflaufform geben. Darüber die Schinken würfel verteilen. Die Sauce darüber geben und alles bei 180 °C Umluft ca. 5 Minuten überbacken. Die Kartoffeln mit der Petersilie bestreut dazu servieren.

Pro Portion ca. 347 kcal
19 g E, 10 g F, 40 g KH, 11 g Ballast
Zubereitungszeit ca. 30 Minuten

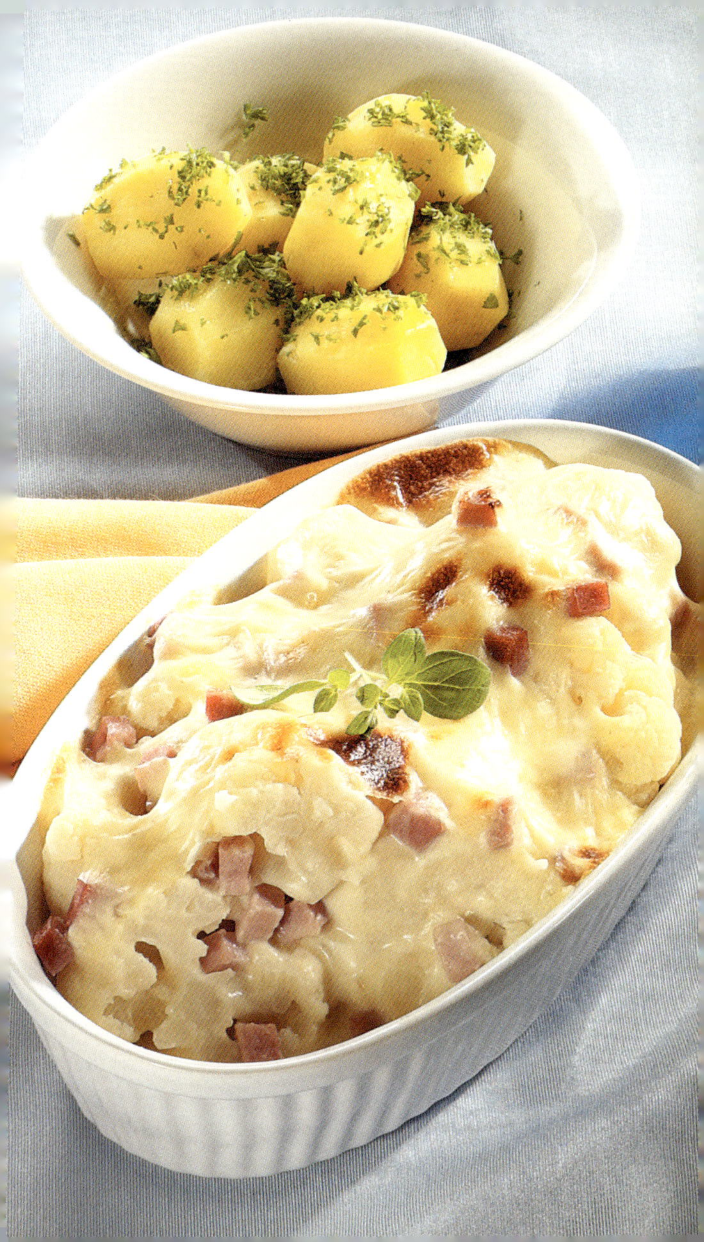

PIZZA

Für 4 Portionen:

160 g Weizenvollkornmehl (Typ 1700)
1 Pck. Trockenhefe
Salz, Zucker
100 ml entrahmte Milch (0,3 % Fett)
1 El Olivenöl
120 g Tomatenpüree (FP)
Pfeffer, 2 Knoblauchzehen
Kräuter der Provence
200 g Zucchini
200 g Champignons
je 100 g rote und gelbe Paprika
120 g gekochter Schinken
80 g Käse (30 % Fett)

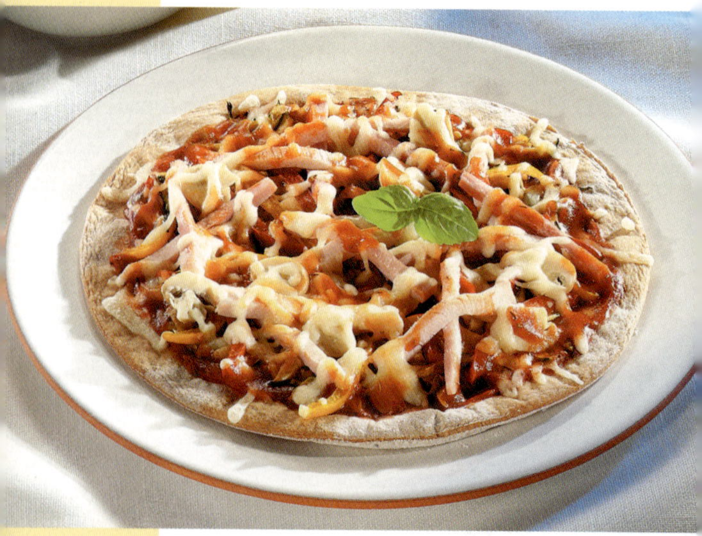

1 Weizenmehl mit Hefe, Salz und Zucker vermischen. Die Milch erwärmen und das Olivenöl dazugeben. Alles zu einem glatten Teig verkneten. Den Teig zugedeckt an einem warmen Ort gehen lassen, bis er zur doppelten Menge aufgegangen ist.

2 Den Teig nochmals durchkneten und als Pizza rund ausrollen. Auf ein mit Öl besprühtes Backblech legen. Das Tomatenpüree mit Salz, Pfeffer, durchgepresstem Knoblauch und Kräutern würzen. Auf dem Teigboden verteilen.

3 Die Zucchini waschen und grob raspeln. Champignons putzen, abbürsten und in Scheiben schneiden. Paprika waschen, putzen und in Streifen schneiden. Das Gemüse auf der Pizza verteilen.

4 Den Schinken in Streifen schneiden und auf der Pizza verteilen. Zum Schluss den Käse fein raspeln und über die Pizza streuen. Im vorgeheizten Backofen bei ca. 180 °C 30–40 Minuten backen.

Pro Portion ca. 359 kcal
24 g E, 12 g F, 48 g KH, 8 g Ballast
Zubereitungszeit ca. 50 Minuten
(plus Zeit für den Teig)

SCHWEINEROLLBRATEN MIT KARTOFFELN

Für 4 Portionen:

360 g Schweinerollbraten, mager
Salz, Pfeffer, Senf
720 g Kartoffeln
400 g Blumenkohl
320 g Karotten
240 g Brechbohnen
120 g Zwiebeln
4 Tl Butter oder Margarine
frische Petersilie

1 Das Fleisch salzen, pfeffern und rundherum mit Senf einreiben. Auf Alufolie geben, 2 El Wasser dazugeben, Folie gut verschließen.

2 Das Fleisch in der Folie auf ein Backblech legen und bei 200 °C ca. 40 Minuten garen. Die Kartoffeln waschen und schälen. In leicht gesalzenem Wasser garen.

3 Blumenkohl putzen, waschen und in Röschen teilen. Die Karotten waschen, schälen und in dünne Scheiben schneiden. Die Brechbohnen waschen und in mundgerechte Stücke schneiden.

4 Die Zwiebeln schälen und würfeln. Die Butter in einem Topf zerlassen. Die Zwiebeln glasig dünsten. Dann das Gemüse zugeben und andünsten. Mit Salz und Pfeffer würzen. Etwas Wasser zugeben. Sobald das Wasser verdunstet ist, wieder etwas Wasser zugeben.

5 Die Kartoffeln mit dem Gemüse auf einem Teller anrichten. Die Folie vorsichtig öffnen, die entstandene Flüssigkeit in einer Sauciere auffangen, das Fleisch portionieren. Die Sauce zu den Kartoffeln geben, die Petersilie auf das Gemüse streuen.

Pro Portion ca. 349 kcal
26 g E, 8 g F, 40 g KH, 13 g Ballast
Zubereitungszeit ca. 50 Minuten

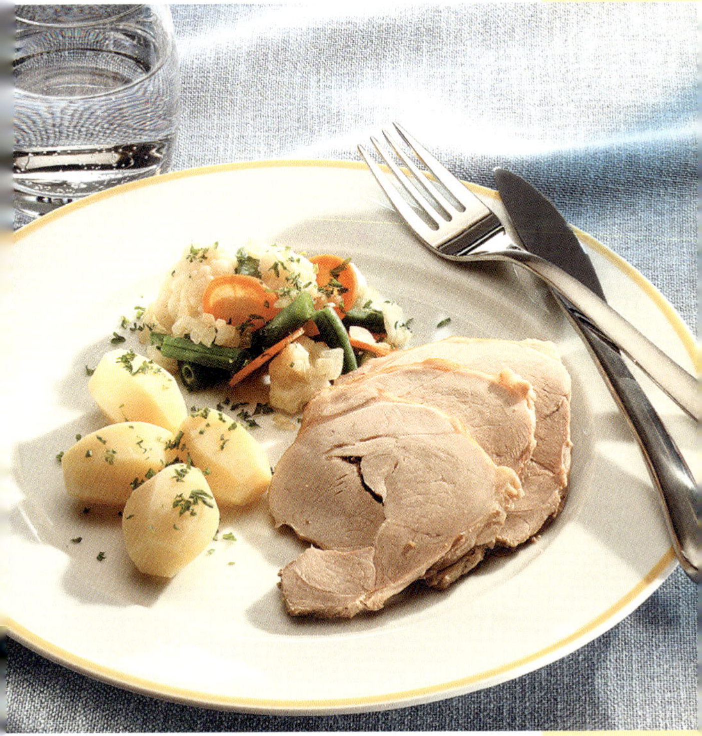

SPAGHETTI BOLOGNESE

Für 4 Portionen:

100 g Zwiebeln
1 El Olivenöl
320 g Tatar
Salz, Pfeffer
200 g Karotten
100 g Zucchini
200 g geschälte Tomaten aus der Dose
Paprikapulver
160 g Spaghetti
200 g grüner Salat
4 El Salatsauce (FP)
20 g geraspelter Parmesan

1 Zwiebeln schälen und fein würfeln. Olivenöl in einer tiefen Pfanne erhitzen, die Zwiebeln darin kurz anbraten. Dann das Tartar zugeben und kräftig anbraten. Mit Salz und Pfeffer würzen.

2 Die Karotten schälen und grob raspeln. Die Zucchini waschen und ebenfalls grob raspeln. Das Gemüse zu der Tartarmischung geben und mitbraten. Mit Salz und Pfeffer würzen.

3 Die geschälten Tomaten dazugeben und alles auf kleiner Flamme gar köcheln lassen. Mit Salz, Pfeffer und Paprikapulver kräftig abschmecken.

4 In der Zwischenzeit die Nudeln zubereiten. Den grünen Salat waschen und putzen, auf einem Salatteller anrichten. Die Salatsauce darüber geben. Die Nudeln auf einen Teller geben, die Sauce darüber geben und mit dem Parmesan bestreuen.

Pro Portion ca. 358 kcal
16 g E, 12 g F, 37 g KH, 5 g Ballast
Zubereitungszeit ca. 40 Minuten

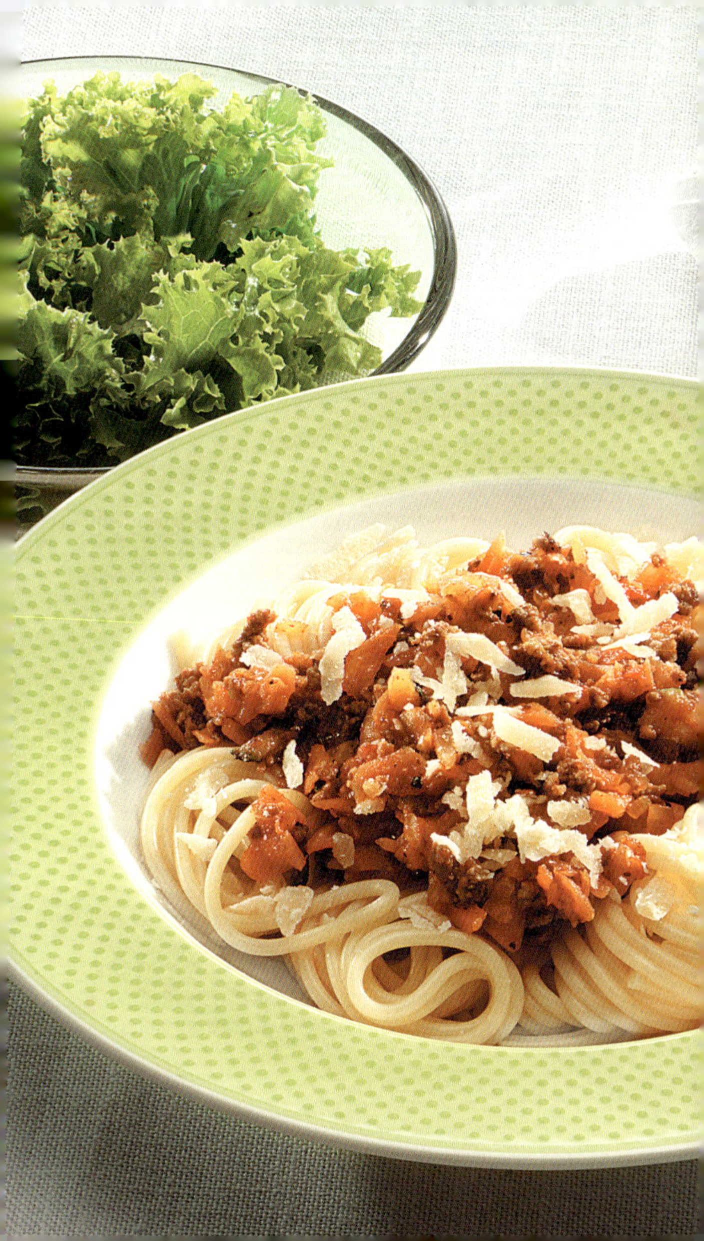

RINDERMEDAILLONS MIT SPROSSEN-PAPRIKA-PFANNE

Für 4 Portionen:

320 g Rinderfilet
Salz, Pfeffer
1 El Sonnenblumenöl
120 g Zwiebeln
600 g Paprika, gemischt
160 g Nudeln
200 g Sprossen-Mischung
40 ml Sahne
Paprikapulver

1 Das Rinderfilet in Medaillons schneiden, mit Salz und Pfeffer würzen. Die Hälfte des Öls in einer Pfanne erhitzen, die Medaillons von beiden Seiten braun anbraten und warm stellen.

2 Zwiebeln schälen und in Ringe schneiden. Paprika waschen, halbieren, das Kerngehäuse entfernen und in Streifen schneiden.

3 Das restliche Öl in einer tiefen Pfanne erhitzen und die Zwiebeln darin glasig dünsten. Paprika zugeben, mit Salz und Pfeffer würzen und ca. 15 Minuten dünsten. Inzwischen die Nudeln in Salzwasser garen. Kurz vor Ende der Garzeit die Sprossen in die Paprikapfanne geben. Die Sahne unterrühren und alles mit Salz, Pfeffer und Paprikapulver abschmecken.

4 Rindermedaillons aus der Pfanne nehmen. Mit den Nudeln und dem Gemüse anrichten.

Pro Portion ca. 350 kcal
23 g E, 11 g F, 38 g KH, 5 g Ballast
Zubereitungszeit ca. 35 Minuten

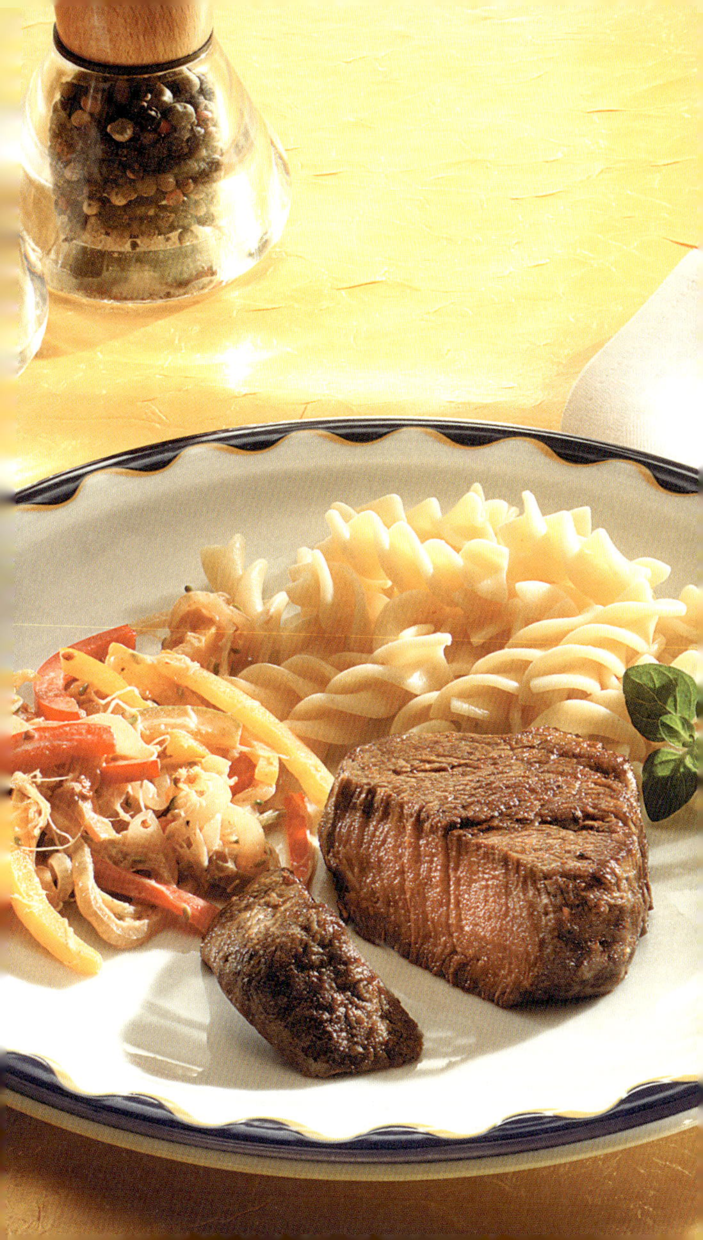

GRILLSPIESSE MIT NUDELSALAT

Für 4 Portionen:

80 g Zwiebeln
120 g rote Paprika
120 g Zucchini
120 g Champignons
200 g Rindfleischstücke, mager
200 g Schweinefleischstücke, mager
Salz, Pfeffer
1 El Olivenöl
120 g Nudeln
160 g Tomaten
240 g saure Gurken
60 g Joghurt-Dressing (FP)
80 g fettarmer Joghurt
8 Tl Ketchup

1 Zwiebeln schälen und achteln. Die Hälfte der Paprika waschen, halbieren, das Kerngehäuse entfernen und in Stücke schneiden. Zucchini waschen und in ca. 1 cm dicke Scheiben schneiden. Pilze waschen und putzen.

2 Auf die Metallspieße abwechselnd Fleisch- und Gemüsestückchen spießen. Die Spieße salzen, pfeffern und dünn mit Olivenöl besprühen. Von allen Seiten grillen.

3 Inzwischen die Nudeln in Salzwasser kochen. Tomaten würfeln. Die restliche Paprika waschen, halbieren, das Kerngehäuse entfernen und würfeln. Saure Gurken würfeln. Alles mit den Nudeln vermischen.

4 Etwas von der Gurkenbrühe über die Nudeln gießen. Zum Schluss das Dressing mit dem Joghurt verrühren, darüber geben und gut durchziehen lassen. Zu den Spießen Nudelsalat und Ketchup reichen.

Pro Portion ca. 347 kcal
29 g E, 33 g F, 28 g KH, 5 g Ballast
Zubereitungszeit ca. 50 Minuten

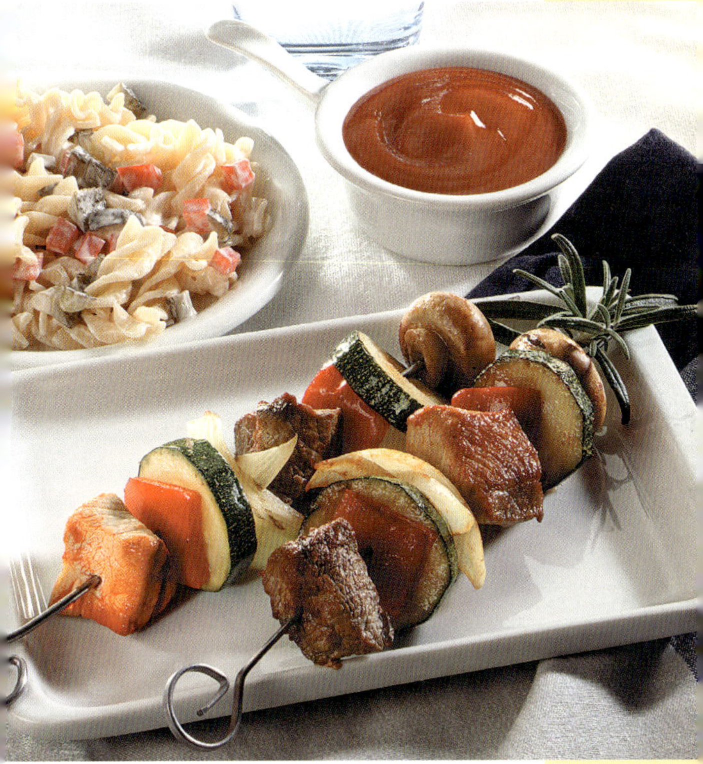

ÜBERBACKENER CHICORÉE MIT SCHINKEN

Für 4 Portionen:

1,2 kg Chicorée
Salz
240 g gekochter Schinken, dünn geschnitten
600 g Tomaten
40 ml Sahne
100 g fettarmer Joghurt
Pfeffer
800 g Kartoffeln
frische Petersilie

1 Den Chicorée halbieren, eventuell den bitteren Strunk herausschneiden. Chicorée in kochendem Salzwasser ca. 3 Minuten blanchieren.

2 Den Chicorée aus dem Kochwasser nehmen und mit dem Schinken bedecken. In eine Auflaufform legen.

3 Die Tomaten waschen, in Scheiben schneiden und ebenfalls in die Auflaufform legen. Die Sahne mit dem Joghurt verrühren und mit etwas Salz und Pfeffer würzen. Über den Chicorée gießen. Im Backofen bei 180 °C ca. 30 Minuten backen.

4 In der Zwischenzeit die Kartoffeln schälen, waschen und in Wasser garen. Die Kartoffeln zu dem überbackenen Chicorée reichen und alles großzügig mit Petersilie bestreuen.

Pro Portion ca. 357 kcal
20 g E, 12 g F, 38 g KH, 12 g Ballast
Zubereitungszeit ca. 45 Minuten

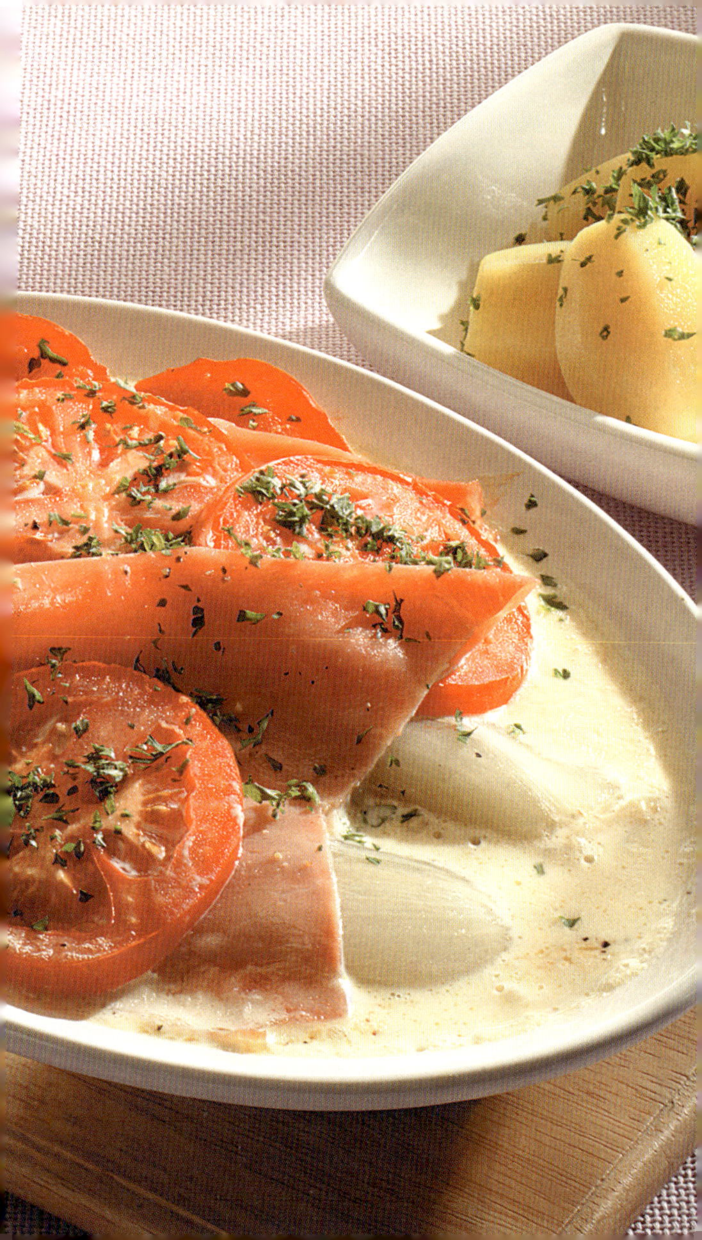

NUDELAUFLAUF

Für 4 Portionen:

140 g Nudeln
400 g Tomaten
1 ½ Tl Sonnenblumenöl
80 g gekochter Schinken
Salz, Pfeffer
200 g Erbsen
60 g geriebener Käse (30 %)
200 ml Magermilch
2 Eier
Paprikapulver
200 g Blattsalat
4 El Vinaigrette (FP)

1 Die Nudeln in Salzwasser garen. Abschrecken und in einem Sieb abtropfen lassen. Tomaten waschen und in dünne Scheiben schneiden.

2 Eine Auflaufform mit Sonnenblumenöl aussprühen. Eine Lage Nudeln hineinschichten. Darüber den Schinken verteilen. Darauf die Tomaten geben, leicht salzen und pfeffern. Die Erbsen dazugeben und darüber die restlichen Nudeln verteilen. Mit dem geriebenen Käse bestreuen.

3 Milch und Eier verrühren, mit Salz, Pfeffer und Paprikapulver kräftig abschmecken und über den Auflauf gießen.

4 Im Backofen bei 180 °C ca. 40 Minuten backen. Blattsalat waschen, putzen und zerpflücken. Mit der Vinaigrette beträufeln und zu dem Auflauf reichen.

Pro Portion ca. 350 kcal
22 g E, 11 g F, 37 g KH, 6 g Ballast
Zubereitungszeit ca. 60 Minuten

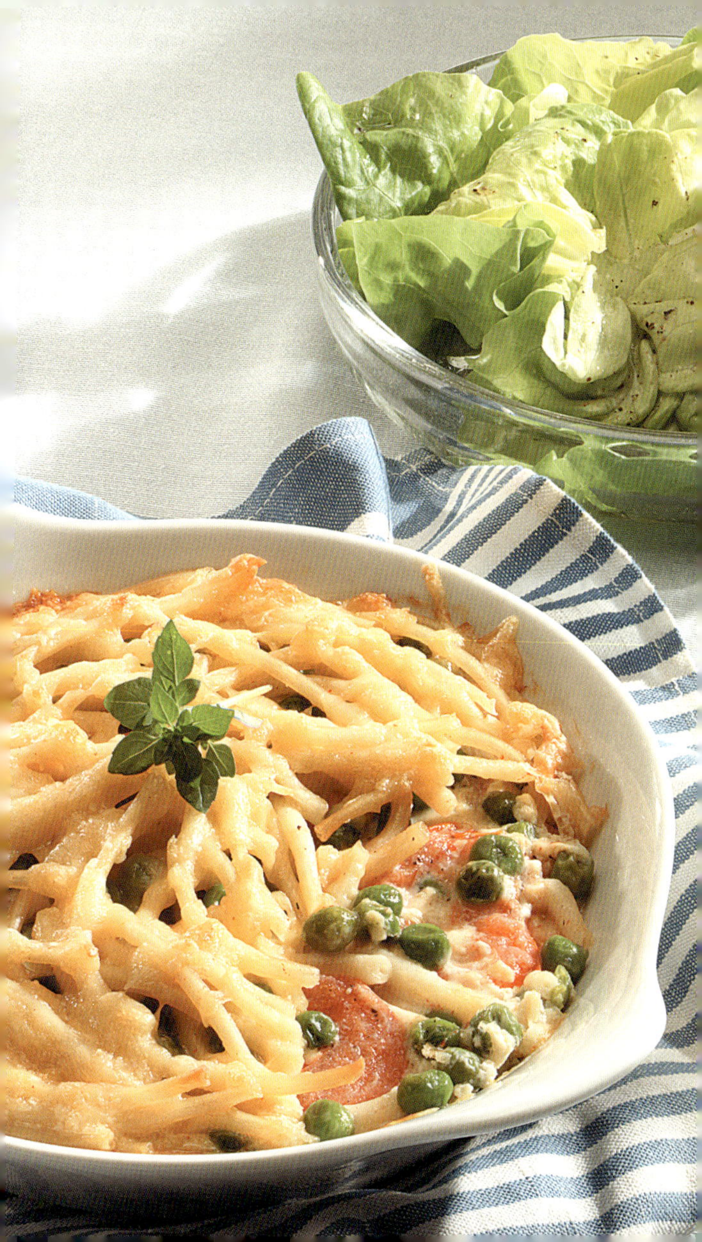

ROTBARSCHFILET IM GEMÜSEBETT

Für 4 Portionen:

400 g Rotbarschfilet
120 ml Zitronensaft
240 g Zucchini
200 g Porree
240 g Karotten
120 g Mais aus der Dose
Salz, Pfeffer
1 El Olivenöl
2 El fein gehackte frische Kräuter
(z. B. Thymian, Oregano, Petersilie)
600 g Kartoffeln
4 El saure Sahne

1 Das Fischfilet waschen und trockentupfen, mit Zitronensaft beträufeln und etwas ziehen lassen.

2 Zucchini waschen und grob raspeln. Porree putzen, waschen und in feine Ringe schneiden. Karotten schälen und grob raspeln.

3 Ein Stück Alufolie auf ein Backblech legen. Das Gemüse mit dem Mais mischen, mit Salz und Pfeffer würzen und auf die Alufolie geben. Das Olivenöl darüber sprühen.

4 Den Fisch salzen, pfeffern und auf das Gemüse legen. Mit den Kräutern bedecken. Das Ganze in Alufolie einschlagen und verschließen. Im Backofen bei 200 °C 20–30 Minuten garen.

5 Inzwischen die Kartoffeln waschen, schälen und in Wasser (ohne Salz) garen. Fischfilet zusammen mit dem Gemüsebett auf einem Teller anrichten. Nach Geschmack mit der sauren Sahne anrichten. Kartoffeln dazu reichen.

Pro Portion ca. 357 kcal
25 g E, 9 g F, 40 g KH, 9 g Ballast
Zubereitungszeit ca. 45 Minuten

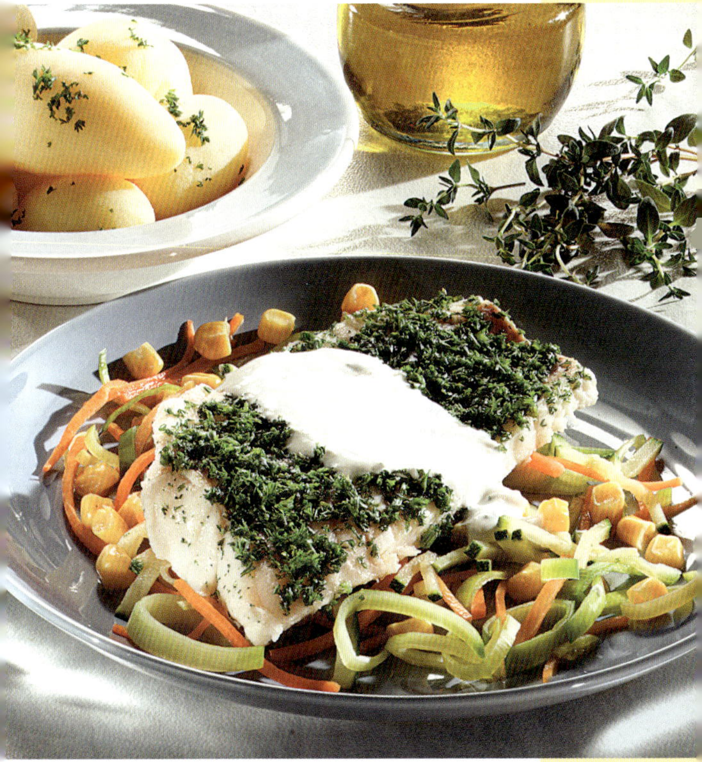

FISCHCURRY

Für 4 Portionen:

300 g Weißfischfilet
200 g Lachsfilet
4 El Zitronensaft
1 ½ l Hühnerbrühe
Salz, Pfeffer
100 g Garnelen, geschält
300 g Romanesco
200 g Brechbohnen
200 g Cocktailtomaten
100 g Rucola
120 g Reis
300 g Joghurt
4 El Sauerrahm (10 %)
Currypulver nach Geschmack
frische Kräuter nach Wahl
8 El Salatsauce (FP)
2 El Kokosraspel
2 Kiwis
Minzeblättchen

1 Die Fischfilets mit etwas Zitronensaft beträufeln. Hühnerbrühe in einer Pfanne erhitzen, die Fischfilets salzen, pfeffern und dazugeben. Bei mittlerer Hitze köcheln, bis der Fisch gerade gar ist. Die Garnelen unterrühren und kurz mit erhitzen.

2 Romanesco putzen, waschen und in Röschen teilen. Brechbohnen putzen, waschen und in mundgerechte Stücke schneiden. In kochendem Salzwasser ca. 10 Minuten bissfest garen. In einem Sieb abtropfen lassen. Cocktailtomaten waschen und halbieren. Rucola putzen, waschen und auf einem Sieb abtropfen lassen.

3 Den Reis in Salzwasser garen. Joghurt und Sauerrahm verrühren. Mit Salz, Pfeffer, Curry und Zitronensaft abschmecken. Den Reis durch ein Sieb abschütten. Die Kräuter fein hacken und mit dem Reis vermischen.

4 Das Gemüse auf einem Salatteller anrichten und mit der Salatsauce beträufeln. Den Fisch aus der Pfanne nehmen und abtropfen lassen. Die Filets in mundgerechte Stücke zerteilen und mit den Garnelen und der Joghurt-Curry-Sauce vorsichtig mischen.

5 Den Fisch auf einem Teller anrichten, mit Kokosraspeln, Kiwischeiben und Minze garnieren, den Reis ringförmig darum herum anrichten.

Pro Portion ca. 424 kcal
38 g E, 12 g F, 12 g KH, 8 g Ballast
Zubereitungszeit ca. 40 Minuten

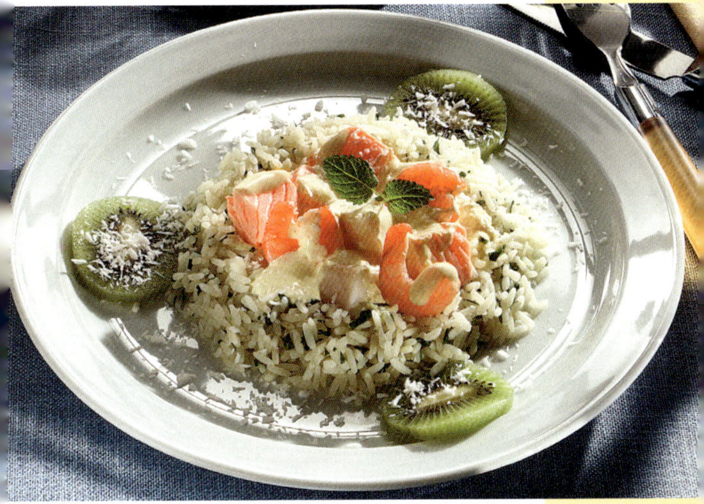

FISCHFILET MIT KRÄUTERKRUSTE

Für 4 Portionen:

320 g Fischfilet (Rotbarsch oder Seelachs)
80 ml Zitronensaft
4 El Semmelbrösel
4 El frische Kräuter
4 Tl Sonnenblumenöl
Salz, Pfeffer
500 g Kartoffeln
200 g Karotten
200 g Kohlrabi
200 g Zucchini
200 g Blattsalate
8 Tl Salatsauce (FP)

1 Das Fischfilet mit Zitronensaft beträufeln und etwas ziehen lassen. Semmelbrösel, Kräuter und Öl verrühren, mit Salz und Pfeffer würzen.

2 Das Fischfilet von beiden Seiten mit Salz und Pfeffer würzen und in eine Auflaufform setzen. Mit der Kräutermischung bestreichen. Im Backofen ca. 30 Minuten backen.

3 In der Zwischenzeit die Kartoffeln schälen und in Wasser (ohne Salz) garen. Karotten und Kohlrabi schälen, Zucchini waschen. Alle Gemüse fein raspeln. Blattsalate waschen und zerpflücken.

4 Das Gemüse auf einem Salatteller anordnen und mit der Salatsauce beträufeln. Die Kartoffeln mit dem Fisch servieren.

Pro Portion ca. 369 kcal
23 g E, 12 g F, 41 g KH, 8 g Ballast
Zubereitungszeit ca. 35 Minuten

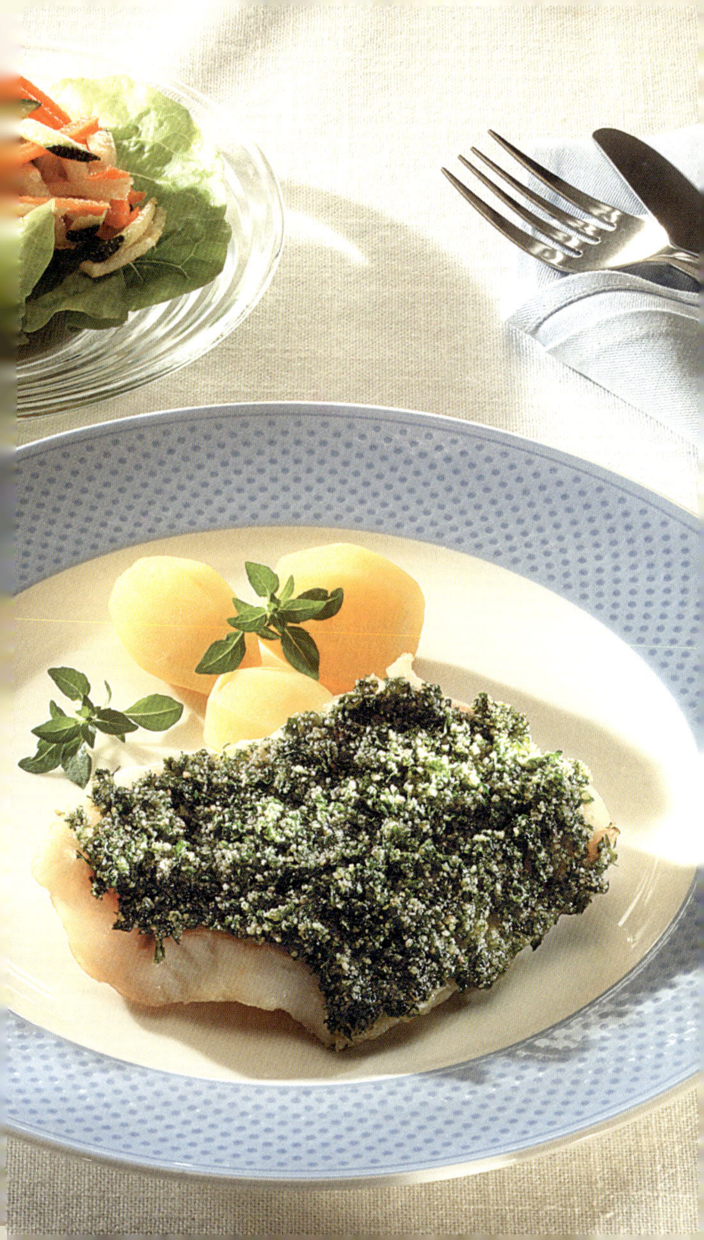

HIRSE-GEMÜSE-AUFLAUF

Für 4 Portionen:

200 g Hirse
600 ml Gemüsebrühe
je 240 g Karotten und Porree
4 Tl Sonnenblumenöl
1 Knoblauchzehe
Salz, Pfeffer
80 g Sauerrahm
20 g Sonnenblumenkerne
60 g Käse (30 %)

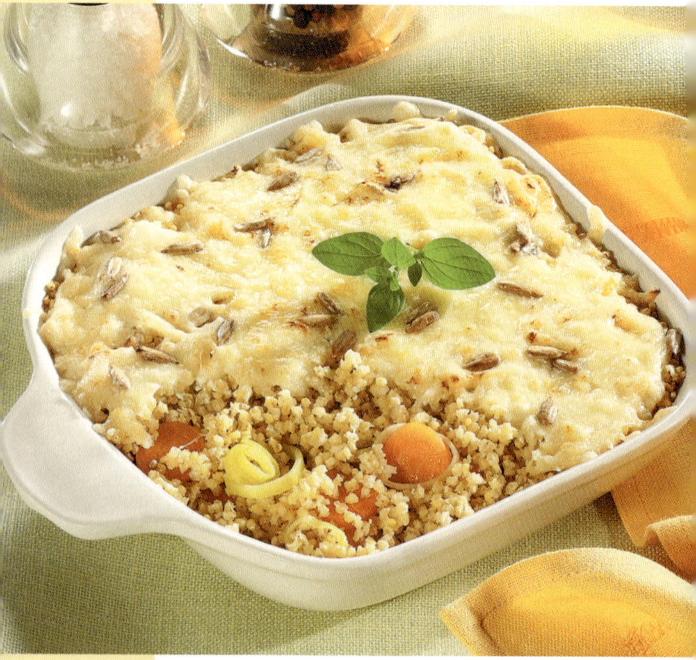

1 Hirse mit der Gemüsebrühe aufsetzen und zum Kochen bringen. Ca. 10 Minuten köcheln lassen. Dann vom Herd nehmen und ausquellen lassen.

2 Karotten waschen, schälen und in Scheiben schneiden. Porree waschen, putzen und in feine Ringe schneiden.

3 Das Öl in einer Pfanne erhitzen. Karotten, Lauch und durchgepressten Knoblauch dazugeben und ca. 3 Minuten unter Rühren anbraten. Das Gemüse darf nicht weich werden. Zum Schluss mit etwas Salz und Pfeffer abschmecken.

4 Hirse und Gemüse abwechselnd in eine Auflaufform schichten. Sauerrahm mit Salz und Pfeffer würzen und über den Auflauf gießen.

5 Die Sonnenblumenkerne und den Käse darüber streuen. Im vorgeheizten Backofen ca. 30 Minuten backen, bis der Auflauf goldgelb ist.

Pro Portion ca. 341 kcal
13 g E, 11 g F, 44 g KH, 8 g Ballast
Zubereitungszeit ca. 20 Minuten
Backzeit 30 Minuten

GEMÜSECURRY MIT MANDELREIS

Für 4 Portionen:

240 g Blumenkohl
240 g Brokkoli
200 g Karotten
120 g Zwiebeln
1 El Olivenöl
2 Knoblauchzehen
200 g Banane
800 ml Gemüsebrühe
Salz, Pfeffer
Cayennepfeffer, Currypulver, Zitronensaft
140 g Reis
40 g Mandelblättchen
80 g Sauerrahm
frische Petersilie

1 Blumenkohl und Brokkoli putzen, waschen und in Röschen teilen. Karotten waschen, schälen und würfeln. Zwiebeln schälen und fein hacken. Olivenöl erhitzen. Zwiebeln dazugeben und dünsten. Den Knoblauch dazupressen.

2 Die Banane schälen und zerdrücken. Zu den Zwiebeln geben und kurz mit anbraten. Das Gemüse zugeben und einmal gut umrühren. Die Gemüsebrühe dazugießen. Mit den Gewürzen abschmecken und mit Zitronensaft würzen. Alles ca. 15 Minuten bei mittlerer Hitze köcheln lassen.

3 In der Zwischenzeit den Reis garen. Die Mandelblättchen in einer Pfanne ohne Fett rösten. Mit dem fertigen Reis vermischen.

4 Reis zusammen mit dem Gemüsecurry anrichten. Sauerrahm auf das Gemüse geben und alles mit klein gehackter Petersilie bestreuen.

Pro Portion ca. 358 kcal
8 g E, 11 g F, 51 g KH, 9 g Ballast
Zubereitungszeit ca. 40 Minuten

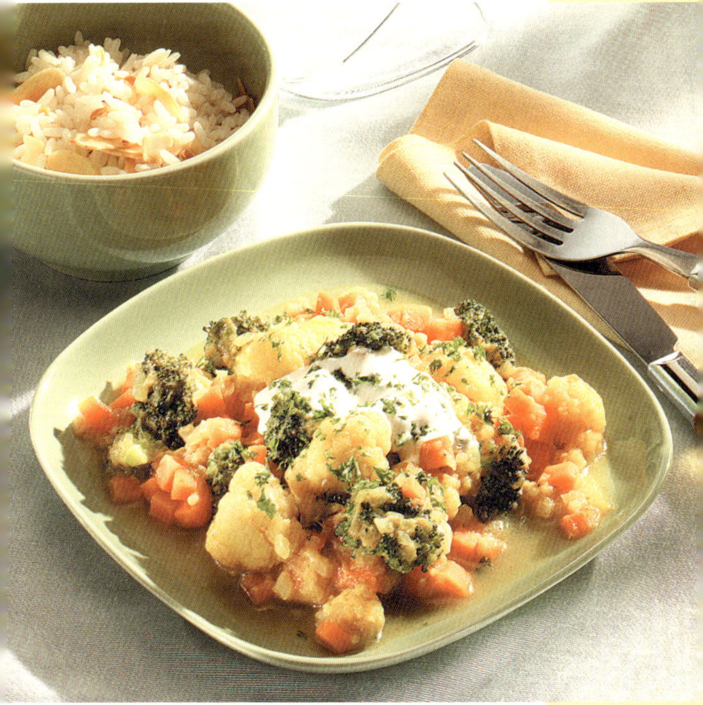

GEMÜSEFRIKADELLE MIT CURRYCREME

Für 4 Portionen:

80 g Dinkelkörner
je 60 g Karotten, Zwiebeln, Brechbohnen (TK)
60 g Gemüsemais
2 Eier, 1 El Öl
40 g Hartweizengrieß
Salz, Pfeffer
je 200 g Zucchini und Kohlrabi
80 g Kopfsalat
8 El Vinaigrette (FP)
200 g Joghurt, mager
60 g Sauerrahm
40 ml Apfelsaft
Curry nach Geschmack
2 El frische Petersilie, 80 g Reis

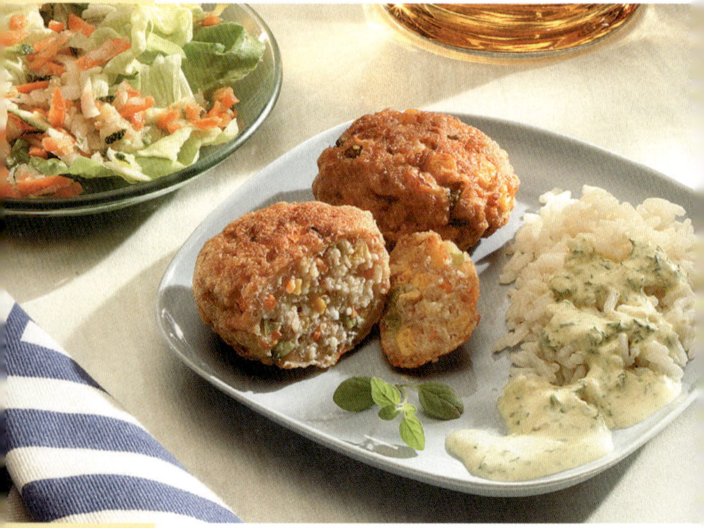

1 Dinkelkörner mittelgrob schroten. Mit Wasser bedecken und zugedeckt 3–4 Stunden oder über Nacht quellen lassen. 60 g der Karotten waschen, schälen und fein würfeln.

2 Zwiebeln schälen und fein würfeln. Das Wasser vom Dinkelschrot abgießen. Den Schrot mit Karotten, Zwiebeln, Bohnen und Mais vermischen.

3 Eier, Grieß, Salz und Pfeffer dazugeben. Aus dem Teig acht Frikadellen formen. In einer Pfanne das Öl erhitzen, die Frikadelle hineingeben und von beiden Seiten knusprig braten.

4 Zucchini waschen und fein raspeln. Restliche Karotten und Kohlrabi schälen, waschen und fein raspeln. Den Kopfsalat waschen, abtropfen lassen und auf einem Salatteller anrichten. Darauf jeweils das geraspelte Gemüse anordnen. Vor dem Servieren mit Vinaigrette beträufeln.

5 Aus Joghurt, Sauerrahm, Apfelsaft, Pfeffer, Salz, Curry und gehackter Petersilie eine cremige Sauce rühren. Den Reis in Salzwasser garen und mit der Gemüsefrikadelle und der Currycreme anrichten.

Pro Portion ca. 364 kcal
17 g E, 9 g F, 47 g KH, 9 g Ballast
Zubereitungszeit ca. 45 Minuten
(plus Zeit zum Quellen)

BACKKARTOFFELN MIT KRÄUTERQUARK

Für 4 Portionen:

500 g mittelgroße Kartoffeln
300 g Magerquark
600 g fettarmer Joghurt
Salz, Pfeffer
2 Knoblauchzehen
frische Kräuter
200 g Fenchel
200 g Frühlingszwiebeln
200 g Paprika
200 g Mais aus der Dose
4 El Salatsauce mit Joghurt (FP)

1 Kartoffeln gründlich waschen, abbürsten und einzeln in Alufolie einwickeln. Die Folienpakete auf dem Backblech in den vorgeheizten Backofen schieben und 60–80 Minuten bei ca. 180 °C backen.

2 Quark mit dem Joghurt glatt rühren. Mit Salz, Pfeffer, durchgepresstem Knoblauch und Kräutern vermischen.

3 Fenchel putzen, waschen, vierteln und hauchdünn hobeln. Frühlingszwiebeln waschen, putzen und in dünne Ringe schneiden.

4 Paprika waschen, halbieren, das Kerngehäuse entfernen und in dünne Streifen schneiden. Das Gemüse mit dem Mais vermischen und die Salatsauce unterheben. Das Ganze etwas ziehen lassen.

5 Die Kartoffeln kreuzweise einschneiden, die Einschnitte auseinander drücken. In die so entstandene Öffnung die Quarkmasse geben. Den Salat dazu reichen.

Pro Portion ca. 362 kcal
21 g E, 8 g F, 51 g KH, 8 g Ballast
Zubereitungszeit ca. 80 Minuten

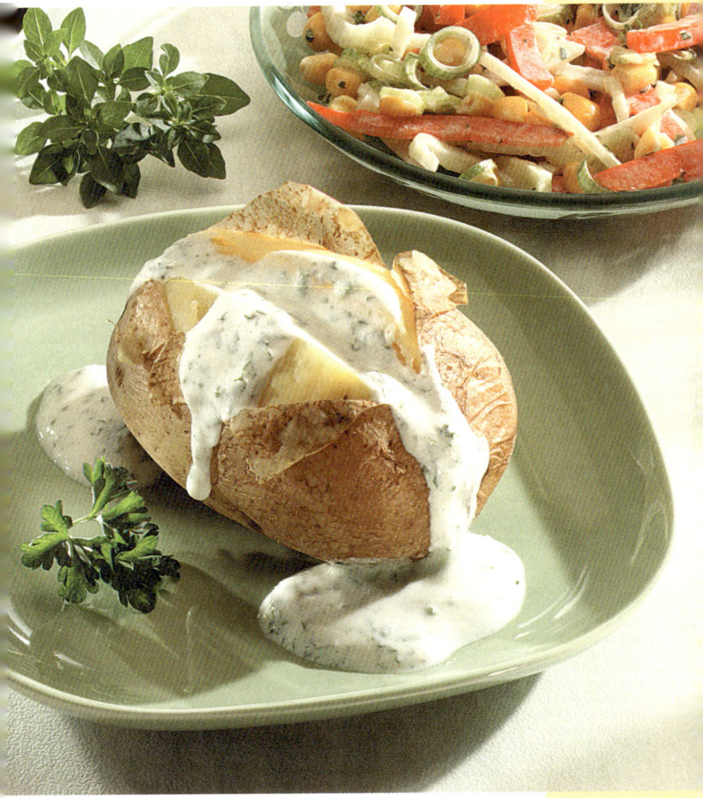

KOHLRABI-KARTOFFEL-GRATIN

Für 4 Portionen:

600 g Kartoffeln
500 g Kohlrabi
400 g Karotten
Salz
2 Eier
400 ml fettarme Milch
Pfeffer, Muskat
120 g geriebener Käse (30 %)
200 g Feldsalat
4 El Vinaigrette (FP)

1 Kartoffeln waschen und mit der Schale in Wasser garen. Kohlrabi und Karotten schälen und in dünne Scheiben schneiden. Das Gemüse getrennt in wenig Salzwasser ca. 10 Minuten dünsten. Die Kartoffeln pellen und in Scheiben schneiden.

2 Kartoffeln, Karotten und Kohlrabi dachziegelartig in die Form schichten. Eier und Milch mit Salz, Pfeffer und Muskat vermischen und kräftig abschmecken. Über das Gratin gießen.

3 Zum Schluss den geriebenen Käse darüber streuen. Im Backofen bei 180 °C ca. 30 Minuten überbacken. Den Feldsalat putzen und waschen. Mit der Vinaigrette beträufeln und zu dem Gratin reichen.

Pro Portion ca. 359 kcal
20 g E, 10 g F, 39 g KH, 10 g Ballast
Zubereitungszeit ca. 60 Minuten

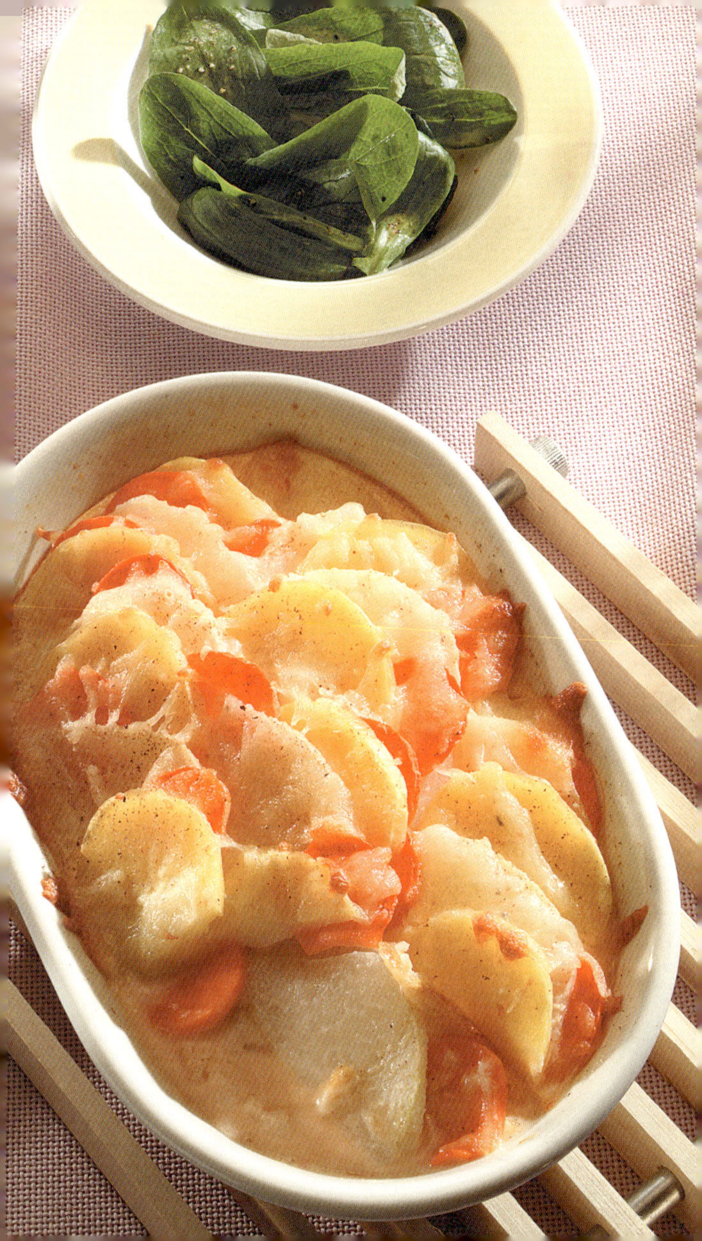

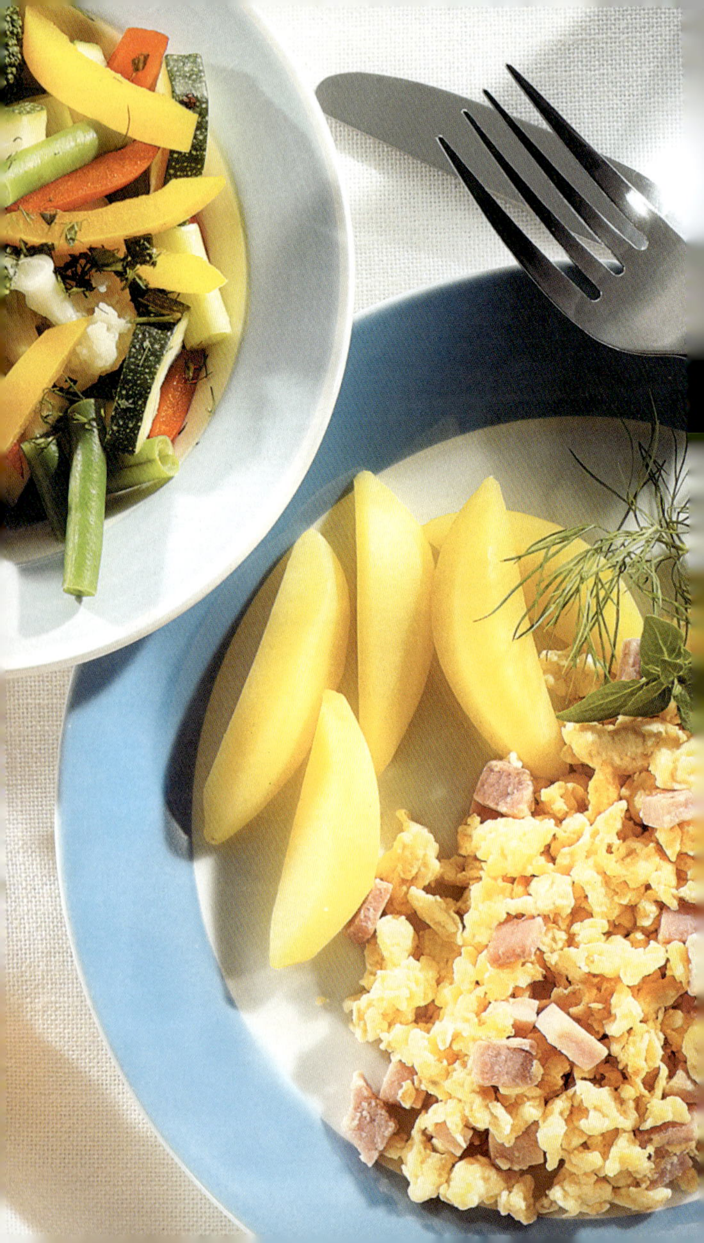

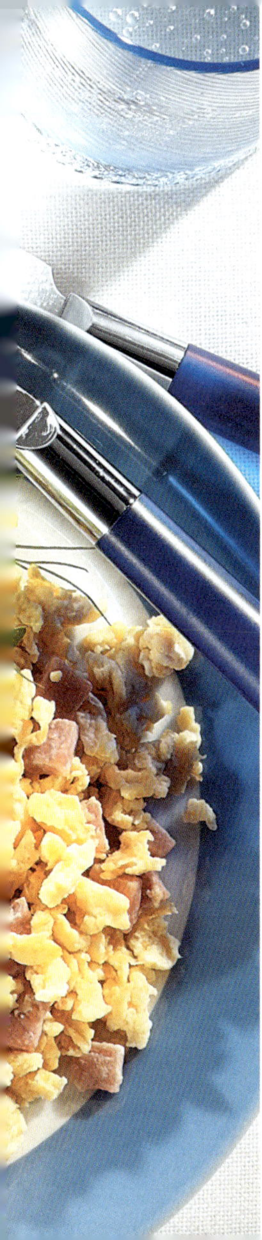

PRAKTISCHE DIÄT- UND FITNESS-TIPPS

Richtig essen beginnt im Kopf. Daher reicht es nicht aus, anders zu essen. Die Tipps in diesem Kapitel helfen Ihnen, klassische Essfallen zu entlarven, steile Verhaltensklippen zu umschiffen und so ein neues und besseres Essverhalten zu trainieren. Und da Körper und Geist eine Einheit sind, finden Sie zusätzlich noch ein paar einfache Fitnessübungen für ein besseres Körpergefühl.

DER DIÄT- UND ESS-KNIGGE

Kleine Rituale und gute Planung

Essen Sie möglichst 5 Mahlzeiten am Tag. So haben Sie permanent ein leichtes Sättigungsgefühl, und es kommt weniger zu Heißhungerattacken, weil der Blutzuckerspiegel nicht zu stark absinkt. Außerdem sind mehrere und über den Tag verteilte kleinere Portionen bekömmlicher für den Magen.

Versuchen Sie, feste Essenszeiten einzuhalten. Ihr Körper stellt sich darauf ein und signalisiert Ihnen dann von selbst, wann er Hunger hat und wann nicht. Außerdem umgehen Sie so besser die kleinen Naschereien zwischendurch.

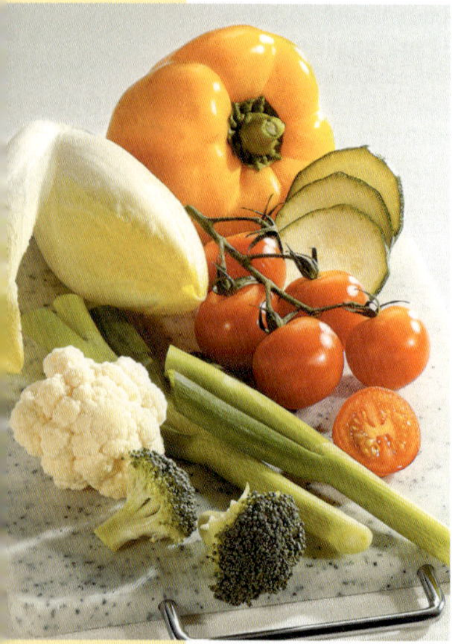

Essen Sie möglichst nie in Hetze, und konzentrieren Sie sich auf Ihre Mahlzeit. Nebenher fernsehen oder lesen lenkt vom Essen ab. Man nimmt die Mahlzeit nicht bewusst wahr und hat schneller wieder ein Hungergefühl.

Essen Sie langsam, und kauen Sie jeden Bissen gut durch.

Kochen Sie immer nur so viel, dass keine Reste bleiben. Oder kochen Sie genau die doppelte Menge des Rezepts und frieren die Hälfte davon für einen späteren Zeitpunkt ein.

Trinken Sie reichlich Mineralwasser, Kräuter- und Früchtetees. Die Flüssigkeit sorgt für ein leichtes Sättigungsgefühl und macht zudem Körper und Geist frisch und fit. Ernährungswissenschaftler empfehlen eine Zufuhr von 1 ½–2 Liter Flüssigkeit am Tag. Achtung: Milch, Joghurtgetränke, Obst- und Gemüsesäfte sind keine klassischen Durstlöscher. Sie enthalten nennenswerte Kalorienmengen und werden daher als Zwischenmahlzeit eingestuft.

Vorsicht vor alkoholischen Getränken. Sie regen den Appetit an und liefern außerdem viele Kalorien.

Gehen Sie nie mit hungrigem Magen einkaufen. Das verführt zu (meist kalorienreichen) Spontankäufen.

Kaufen Sie immer nur das, was auf Ihrem Einkaufszettel steht.

Tipps fürs Essen außer Haus

Gehen Sie nie hungrig in ein Restaurant. Wer kann schon mit leerem Magen einer reichhaltigen Speisekarte oder der großen Auswahl am kalten oder warmen Buffet widerstehen? Trinken Sie am besten gut 30 Minuten vor dem Essenstermin ein Glas stilles Mineralwasser, das sorgt für ein leichtes Sättigungsgefühl.

Meiden Sie alkoholhaltige Aperitifs. Sie steigern den Appetit und liefern zudem noch Kalorien.

Meiden Sie fette Fleischgerichte, wie z.B. Lammbraten, Schweinekrustenbraten, Schweinebauch, Gyros und Ente mit Haut. Bevorzugen Sie naturgebratenes oder gegrilltes Fleisch. Ebenso sollten Sie auf alles Frittierte und üppig mit Käse Überbackene verzichten, denn beides sind absolute Fettfallen.

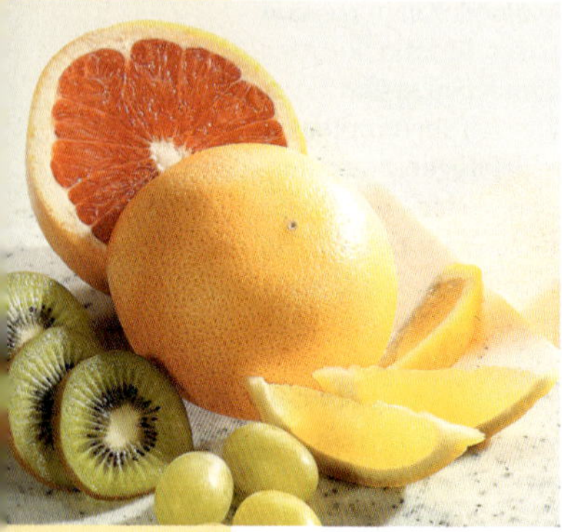

Salzkartoffeln und Reis als Beilage haben deutlich weniger Kalorien als Pommes frites, Kroketten oder Bratkartoffeln.

Als Dessert empfehlen sich Obstsalat, Sorbets und Desserts mit Quark, Joghurt oder Buttermilch. Auf Fettbomben, wie z. B. Tiramisu, Mousse au chocolat, Eiscreme und Crème Caramel, sollten Sie verzichten.

So vermeiden Sie Fettfallen

In der Regel ist der hohe Fettgehalt von Lebensmitteln und Speisen Schuld daran, dass sie so viele Kalorien enthalten. Hier ein paar Tricks, wie Sie ohne großen Aufwand Fett einsparen können:

Wenn es ein Lebensmittel in mehreren Fettstufen gibt (z. B. Käse, Wurst, Milch und Milchprodukte), dann wählen Sie immer die Variante mit einem niedrigeren Fettgehalt.

Verwenden Sie für Salatsaucen möglichst keine Mayonnaise. Besser sind Dressings mit saurer Sahne oder Joghurt. Wenn Sie lieber eine Vinaigrette aus Essig und Öl zubereiten möchten, verwenden Sie etwas weniger Öl als angegeben und geben stattdessen etwas kaltes Wasser hinzu.

Vermeiden Sie möglichst Fettgebackenes, wie Pommes frites, Pfannkuchen, Puffer und Ähnliches. Wenn Sie aber doch mal die Lust darauf packt, dann lassen Sie das Gebratene immer auf Küchenkrepp abtropfen, bevor Sie es servieren. Außerdem sollte das Bratfett immer recht heiß sein. So wird es vom Bratgut weniger stark aufgesaugt.

Paniertes sollte möglichst selten auf Ihrem Speisezettel stehen. Versuchen Sie hier, „geschmacklich umzudenken“. Es reicht völlig aus, Fleisch und Fisch mit Salz, Pfeffer und Kräutern zu würzen, als mit einer Panade zu umhüllen und ihm so den Eigengeschmack zu nehmen.

Verwenden Sie zum Braten möglichst beschichtete Pfannen (auch sie bräunen das Gargut!), dann benötigen Sie weniger Bratfett.

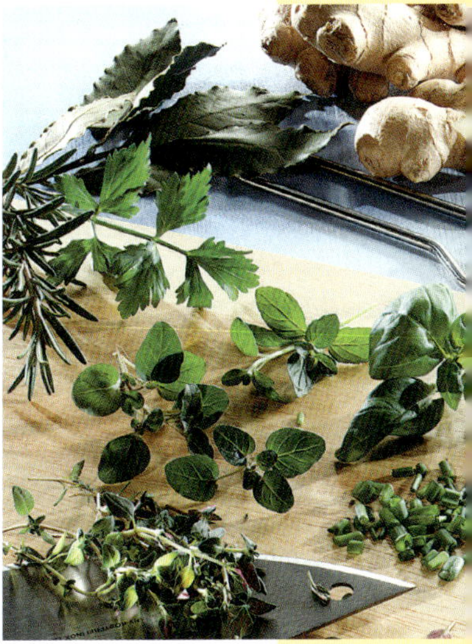

Zum Braten von Fleisch, Fisch und Gemüse empfehlen wir eine Grillpfanne mit Wellenboden. Das Bratgut liegt so nicht direkt im Fett, bekommt aber ausreichend Hitze, bräunt schön und erhält ein feines Röstaroma – wie vom Grill.

Dünsten Sie Gemüse in möglichst wenig Fett und bei milder Hitze. So sparen Sie einerseits Kalorien, andererseits bleiben die Vitamine und Mineralstoffe so besser erhalten. Alternativ können Sie das Gemüse auch in wenig Öl im Wok pfannenrühren. Es bleibt dabei schön knackig und ist sehr fettarm.

Verwenden Sie zum Frühstück statt Butter immer Magerquark oder einen leichten Frischkäse. Das spart reichlich Fett.

WAHRE FETTBOMBEN UND IHRE LEICHTEN ALTERNATIVEN

Mit ein paar Tricks können Sie klassische Fettbomben galant umschiffen, ohne auf Essgenuss verzichten zu müssen.

Butter und Margarine
besser: Frischkäse, Senf, Mager- oder Kräuterquark, Halbfettbutter, Halbfettmargarine

Bratkartoffeln, Pommes Frites, Kroketten
besser: Pell-, Folienkartoffeln, Backofen-Pommes Frites und Backofenkroketten

Schweinebauch, -schulter, -mett, Bratwurst, Mettwurst, Speck
besser: Rinderhüfte, Kalbfleisch, Wild, Schweineschnitzel, -lende, Pute, Hähnchen und Entenbrust ohne Haut

Salami, Fleischwurst, Mortadella, Leberwurst, Blutwurst
besser: gekochter und geräucherter Schinken ohne Fettrand, Geflügelwurst, Braten aufschnitt, magere Leberwurst, Sülzwurst, Corned beef

Doppelrahmfrischkäse
besser: körniger Frischkäse, Magerquark, Schichtkäse

Quark 40 % F.i.Tr., Schnitt- und Weichkäse über 30 % F.i.Tr., fettreicher Schmelzkäse
besser: 10 % F.i.Tr., Schnitt- und Weichkäse 30 % F.i.Tr., fettarmer Schmelzkäse

Trinkmilch & Milchprodukte mit 3,5 % Fett
besser: Trinkmilch & Milchprodukte mit 1,5 % Fett

Crème fraîche, Schmand 24 % Fett
besser: saure Sahne mit 10 % Fett

Mayonnaise
besser: Salatmayonnaise mit Joghurt gestreckt

Obstkuchen mit Mürbeteig, Sahnetorte
besser: Obstkuchen mit Hefe- oder Biskuitteig

Croissants
besser: Mehrkorn- oder Laugenbrötchen

Kartoffelchips, Nüsse
besser: Salzstangen oder Salzbrezeln

Schokokekse, Butterkringel
besser: Russisch Brot

Eiscreme
besser: Fruchteis

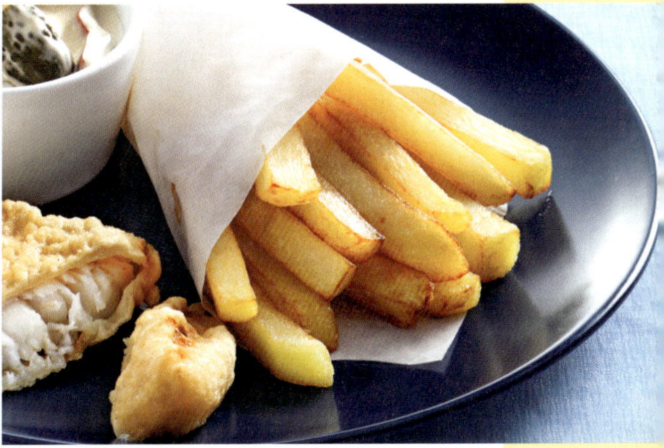

SO STOPPEN SIE DAS HUNGERGEFÜHL

Äpfel machen satt

Das Lieblingsobst der Deutschen schmeckt nicht nur gut, es ist auch ein prima Sattmacher. Äpfel enthalten den natürlichen Quellstoff Pektin, der z. B. beim Marmeladekochen zum Einsatz kommt und für das Dickwerden der Marmelade verantwortlich ist. Nimmt man Pektin (also einen Apfel) zusammen mit etwas Mineralwasser zu sich, quillt es im Magen-Darm-Bereich und sorgt durch diese Volumenvergrößerung für ein leichtes Sättigungsgefühl.

Gib dem Hunger was zu trinken

Trinken Sie tagsüber alle 1 bis 2 Stunden 1 großes Glas Wasser. Es füllt den Magen und reduziert deutlich das Hungergefühl. Wenn Sie möchten, können Sie das Wasser mit ein paar Spritzern Zitronensaft aromatisieren.

Scharfes macht satt

Wer nicht jeden Tag scharf isst, also nicht daran gewöhnt ist, der wird von scharf gewürzten Gerichten schneller satt. Schuld daran ist das kurzfristig eingeschränkte Geschmacksempfinden. Denn wenn man durch die scharfen Gewürze auf der Zunge und im Gaumenbereich (fast) nichts schmeckt, nimmt auch das Hungergefühl ab.

Einfach schnuppern

Für alle Süßmäulchen hier ein simpler Trick, wie Sie den Süßhunger austricksen können: Stechen Sie ein Tütchen Vanillezucker mit einer Stecknadel mehrfach an, und legen Sie es entweder in die Sonne oder auf eine lauwarme Heizung. Der ausströmende Vanilleduft verteilt sich angenehm in ganzen Raum und schafft ein leichtes Sättigungsgefühl – ganz so, als wenn Sie gerade erst einen Vanillepudding oder etwas anderes Süßes gegessen hätten.

Rot und Weiß für zwischendurch

Tomatensaft ist eine optimale Zwischenmahlzeit mit wenig Kalorien. Die viele Flüssigkeit macht satt. Die sämige Konsistenz und der aromatisch-fruchtige Geschmack geben einem das Gefühl „richtig was gegessen zu haben". Gemüsesaftfans würzen Ihren Tomatensaft noch mit etwas Salz und Pfeffer, frisch gehackter Petersilie und einem Spritzer Zitronensaft. Probieren Sie es aus. Ebenso gut als Snack für zwischendurch eignen sich Buttermilch, Dickmilch und andere naturbelassene Milchprodukte.

Fingerübung gegen Hungergefühle

Drücken Sie den Mittelfinger etwa 30 Sekunden in die Nasenfalte, also in die kleine Mulde zwischen Nase und Oberlippe. Es wurde nachgewiesen, dass dieser uralte Akupressur-Griff vielen Menschen beim plötzlichen Auftreten von Hungergefühlen hilft.

WAS TUN BEI SÜSSHUNGER?

Trotz Diät müssen Sie nicht komplett auf Süßigkeiten und Knabbereien verzichten, wenn Ihnen danach ist. Besonders der radikale Verzicht führt zu unkontrollierten Heißhungerattacken. Nachfolgend finden Sie Tipps, wie Sie die Lust auf Süßes entspannnt in den Griff bekommen:

- Versuchen Sie, Süßigkeiten nur in kleinen Mengen zu Hause zu haben. Legen Sie keine großen Vorräte an, sodass Sie erst gar nicht in Versuchung kommen.
- Wenn Sie Lust auf Schokolade haben, dann geben Sie dieser lieber gleich mit einem Stückchen nach, bevor Sie um Ihren Heißhunger „herum essen“ und am Schluss doch noch zur ganzen Tafel Schokolade greifen. Allerdings sollte es auch bei diesem Stückchen bleiben. Es reicht aus, den Süßhunger mit einer kleinen Portion zu stillen.
- Verzichten Sie auf Naschereien am Abend! Falls Ihnen das sehr schwer fällt, heben Sie sich etwas Obst von der Zwischenmahlzeit auf.
- Bevorzugen Sie beim Naschen fettarme Varianten, z. B. Gummibärchen oder Bonbons.
- Mischen Sie Fruchtsäfte mit Mineralwasser – am besten im Verhältnis 1 Teil Fruchtsaft : 3 Teilen Mineralwasser. So ist immer noch genügend Süße gewährleistet und Sie haben gleichzeitig Kalorien eingespart.
- Versuchen Sie Ihren Süßhunger mit frischen Früchten zu stillen.
- Bekommen Sie Süßhunger, dann trinken Sie ein Glas Wasser oder Fruchtsaftschorle, und der Hunger verschwindet meist von alleine.

- Um Heißhunger auf Süßes zu vermeiden, sollten Sie alle 2 bis 3 Stunden eine Mahlzeit zu sich nehmen. Denn essen Sie über Stunden nichts, fällt Ihr Blutzucker in den Keller und Ihr Körper ruft nach schnell aufnehmbaren Kohlenhydraten – nämlich nach Zucker.
- Häufig enthalten Süßigkeiten neben Zucker auch eine beträchtliche Menge an Fett (z. B. Schokolade, Gebäck, Kuchen), sodass Sie auch auf einen geringen Fettgehalt achten sollten.

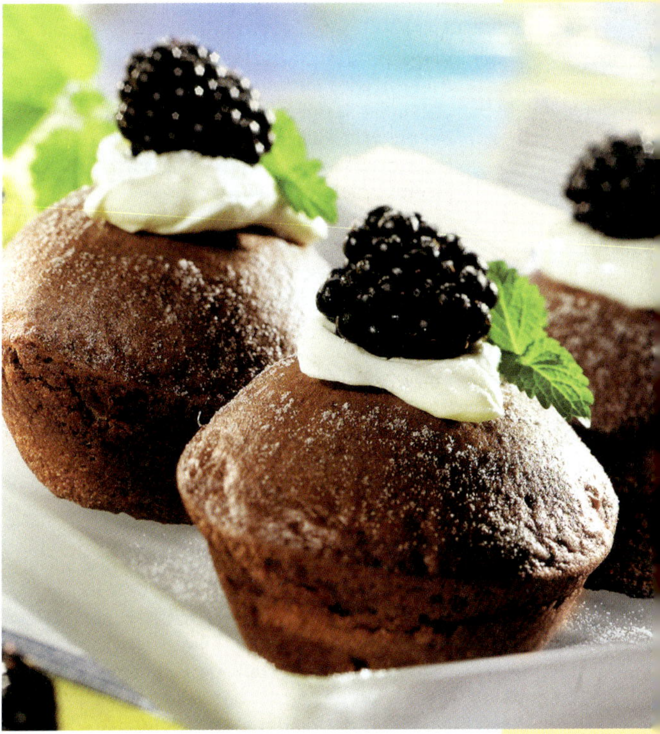

EINFACHE FITNESS-ÜBUNGEN

Fit im Alltag

Bewegung hält fit und gelenkig, formt den Körper, pusht die Glückshormone und gibt einem ein ganz neues Körpergefühl. Probieren Sie es aus! 10 Minuten täglich reichen, am besten integriert in Ihren Alltag, dann fällt es gleich viel leichter.

Und so einfach ist das:

- Vergessen Sie Fahrstuhl und Rolltreppe. Ab jetzt wird immer die Treppe genommen.
- Gehen Sie kleine Wege zum Lebensmittelladen um die Ecke oder zum Bäcker immer zu Fuß. Ist es etwas weiter, nehmen Sie das Fahrrad. Ihr Auto bleibt stehen.
- Nutzen Sie die Zeit beim Fernsehen ganz nebenbei für Ihre körperliche Fitness: Kniebeugen und Rumpfdrehungen beispielsweise dehnen die Muskulatur, machen gelenkig und kurbeln den Kreislauf an.
- Wenn Sie Kinder haben, dann toben Sie mit ihnen mal richtig durch den Garten, den Park oder die Wohnung. Das befreit, lockert und macht allen riesig Spaß.
- Bringen Sie Ihren Puls einmal am Tag auf Touren. 140 Pulsschläge pro Minute sind dabei ein gutes Maß. Der Fettstoffwechsel ist dann am aktivsten, und das Fettgewebe wird am schnellsten und effektivsten abgebaut. Geeignet sind leichte Ausdauersportarten, wie Nordic Walking, Powerwalken, Joggen, sportliches Radfahren, Inlineskaten und Schwimmen. Probieren Sie die verschiedenen Sportarten aus, und testen Sie, welche am besten zu Ihnen passt und sich auch am einfachsten in Ihren Alltag integrieren lässt.

- Planen Sie für Ihr Fitnessprogramm feste Zeiten ein, ähnlich wie einen Arzttermin. Noch leichter fällt es, wenn Sie sich fest mit jemandem verabreden. Denn Absagen fällt immer schwer.

Kalorienverbrauch pro Stunde körperlicher Betätigung:

Betätigung	Energieverbrauch *Kilokalorien (kcal)*
Fenster putzen	*200*
Bügeln	*70*
Kartoffeln schälen	*42*
Geschirr spülen	*70*
Spazieren gehen	*80*
Rad fahren	*120–200*
Gymnastik	*230–400*
Ballsportarten	*250–550*
Brustschwimmen	*280–500*
Kraulschwimmen	*800*
Tanzen	*320–430*
Joggen/Laufen	*400–600*
100-Meter-Lauf	*35*
400-Meter-Lauf	*100*
5000-Meter-Lauf	*450*
30 km Skilauf	*2400*

Ganz wichtig: Trinken

Wer Sport macht und sich körperlich bewegt, der verbraucht Flüssigkeit und muss sich diese rasch wieder zuführen, damit der Körper im Gleichgewicht bleibt. Nehmen Sie daher immer eine große Flasche Mineralwasser mit zum Sport, und trinken Sie in regelmäßigen Abständen einen großen Schluck. Gut geeignet ist auch Apfelsaftschorle im Verhältnis 1:4 (z. B. 100 ml Apfelsaft: 400 ml Wasser).

Das 10-Minuten-Workout

Kniebeugen (10 x)
Mit geschlossenen Beinen aufrecht stehen, beide Arme waagerecht nach vorne strecken. Langsam in die Knie und wieder hoch gehen, ohne dass sich die Fersen vom Boden lösen.

Rumpfdrehen (10 x)
Mit leicht gespreizten Beinen aufrecht stehen, beide Arme sanft in die Hüfte stemmen. Den Oberkörper mitsamt Armen und Kopf (in einer Linie) langsam soweit es geht erst nach links und dann nach rechts drehen. Beine und Becken dürfen sich dabei nicht bewegen.

Auf- und Abrollen (10 x)
Flach auf den Rücken legen, beide Arme liegen parallel in einer Linie mit dem Körper über dem Kopf. Die Arme langsam gestreckt über den Kopf Richtung Fußspitzen führen, den gesamten Oberkörper dabei mitnehmen und sich langsam aufsetzen. Die Arme dann so weit nach vorne führen, dass sie fast die Zehen berühren, die Rückenmuskulatur dabei sanft dehnen. Danach den Oberkörper langsam Wirbel für Wirbel wieder zurück in die Rückenlage abrollen.

Korkenzieher (10 x)
Flach auf den Rücken legen, beide Arme liegen seitlich parallel neben dem Oberkörper. Die Beine ungebeugt senkrecht zur Decke strecken und langsam geschlossen 10 x im Uhrzeigersinn kreisen lassen, ohne dass sich die Hüfte vom Boden löst. Auch Nacken, Rücken und Schultern bleiben ruhig liegen. Danach 10 Kreise gegen den Uhrzeigersinn machen. Zum Abschluss die Knie beugen, dass sie auf der Brust liegen, und den Rücken kurz entspannen.

REGISTER

REZEPTVERZEICHNIS

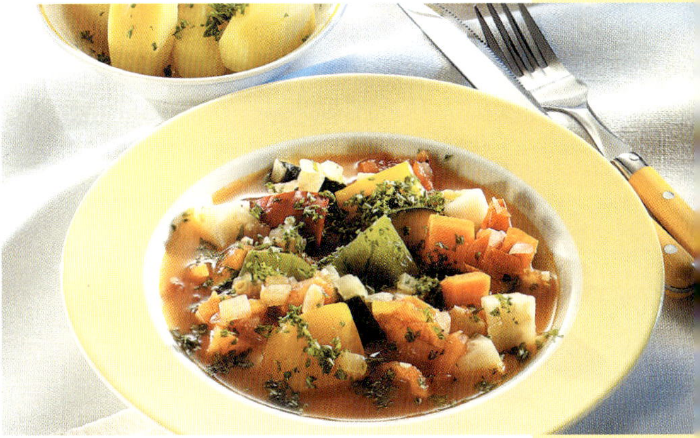

HINWEISE ZU DEN REZEPTEN

- Wenn nicht anders angegeben, beziehen sich die Mengenangaben bei Obst und Gemüse auf die ungeputzte Rohware.
- Bitte heizen Sie den Backofen immer vor, bevor Sie etwas darin garen. Sollten Sie statt mit Ober- und Unterhitze mit Umluft arbeiten wollen, reduzieren Sie bei gleichbleibender Backzeit die Temperatur um ca. 20 °C.
- Die Angaben zu den Zubereitungszeiten sind Erfahrungswerte und können in der Realität leicht variieren, je nachdem, wie geübt man ist.

Abkürzungen

El	=	Esslöffel
Tl	=	Teelöffel
g	=	Gramm
kg	=	Kilogramm
ml	=	Milliliter
l	=	Liter
cm	=	Zentimeter
kcal	=	Kalorien
E	=	Eiweiß
F	=	Fett
KH	=	Kohlenhydrate
Ballast	=	Ballaststoffe
FP	=	Fertigprodukt
TK-	=	Tiefkühl-